Sabine Saldaña Bravo
„Jump Dich fit"

Effektives Ganzkörpertraining auf dem Gartentrampolin

Erste Auflage, 2004

Alle Rechte vorbehalten.

Kein Teil dieses Buches darf in irgendeiner Form (Druck, Fotokopie oder einem anderen Verfahren) ohne schriftliche Genehmigung der Autorin Frau Sabine Saldaña Bravo, reproduziert oder unter Verwendung elektronischer Systeme verarbeitet, vervielfältigt oder verbreitet werden.

Die Autorin:

Sabine Saldaña Bravo, geboren 1966, lebt mit ihrem Sohn in der Nähe von München. Die studierte Politikwissenschaftlerin arbeitet als freie Marketingberaterin und Journalistin – und ist in ihrer Freizeit begeisterte Hobby-Trampolinspringerin. „Jump Dich fit!" ist ihr erstes Buch.

Fotos: Foto-Atelier Bauersachs, Robin Bauersachs
Zeichnungen: Daniel Weißbach
Mit freundlicher Unterstützung von Heiko Schmauck, bellicon deutschland GmbH, Johannes Maier, Eurotramp Trampoline – Kurt Hack GmbH sowie Wolfgang Weißbach, Jumping Star®

Herstellung und Verlag: Books on Demand GmbH, Norderstedt
ISBN 3-8334-2050-2

„Jump Dich fit"
Effektives Ganzkörpertraining auf dem Gartentrampolin

„Zu unserer Natur gehört die Bewegung. Die vollkommene Ruhe ist der Tod."

Blaise Pascal, Physiker

Inhalt

Vorwort   7

II. **Das Gartentrampolin – Trainingsgerät für Jedermann**   9
   Ausreden zwecklos   9
   Fit in jedem Alter   11

III. **Das Ganzkörpertraining auf dem Gartentrampolin**   14
   Bewegung braucht der Mensch   14
   Auf die Haltung kommt es an   19
   Trampolinspringen macht müde Kinder munter   21
   Was das Trampolin so alles kann   24
   Das Trampolin als Heil- und Hilfsmittel z.B. bei Mukoviszidose und Behinderungen   28

IV. **Auf das richtige Gartentrampolin kommt es an**   32
   Tipps zum Kauf von Trampolin und dem passenden Zubehör   32
   Für Ihre Sicherheit   40
   So haben Sie lange Freude an Ihrem Gartentrampolin   45
   Unfallrisiko   48

V. **Nur fliegen ist schöner**   52
   Unsere ersten Sprünge auf dem Gartentrampolin   52
   Sprünge für Könner   56

	Relaxen auf dem Gartentrampolin	63
	Spiele auf dem Gartentrampolin	65
VI.	**Wissenswertes über den Trampolinsport**	69
	Geschichte des Trampolins	69
	Kleine Sprünge auf Reboundern	74
	Trampolinspringen im Verein	79
VII:	FUßNOTEN	82
VIII.	LITERATUR	85
IX.	**Bezugsquellen**	89

Vorwort

Mitte der 90er Jahre erfüllte ich mir einen Traum: Ich besuchte mit meiner Frau und meinen beiden Söhnen, die damals neun und 13 Jahre alt waren, einen Freund in Kanada. Ich war von Anfang an überwältigt von diesem wunderbaren Land und seinen Bewohnern. Doch meine Kinder konnten sich nur für eines begeistern: Ufoartige, große, runde Sprunggeräte, die dort in jedem zweiten Garten, und auch auf dem Rasen meines Freundes, aufgebaut waren. Es war meine erste Begegnung mit Gartentrampolinen. Als Physiotherapeut kannte ich die kleinen Mini-Trampoline schon seit längerem. Sie wurden auch in meiner Praxis für diverse Bewegungstherapien erfolgreich eingesetzt. Doch die Wirkung die die großen Trampoline erzielten, konnte ich bei meinen Patienten bisher nicht feststellen: Meine Kids waren einfach nicht mehr zu bremsen. Sie hatten so viel Spaß an dem Herumtollen und dem Ausprobieren neuer Sprungtechniken. Es war eine wahre Freude ihnen dabei zuzusehen wie sie sich immer und immer wieder von der elastischen Sprungmatte in die Luft katapultieren ließen. Damit wir unsere Reise durch das Land meiner Träume fortsetzen konnten blieb mir nur Eines: Ich musste meinen Kindern hoch und heilig versprechen, dass wir uns zuhause auch so ein großes Trampolin in den Garten stellen. Nach unserer Rückkehr machte ich mich dann auch gleich auf die Suche nach einem passenden Modell für meine Jungs – und irgendwie auch für mich. Denn ich muss gestehen, dass dieser Sport auch auf mich eine gewisse Anziehungskraft ausübte und immer noch ausübt. Schon nach wenigen Tagen füllte nicht nur das neue Sportgerät unseren Garten sondern auch eine große Schar begeisterter Kinder aus der Nachbarschaft. In windeseile hatte sich herumgesprochen, dass man bei uns plötzlich „fliegen" konnte. Bald besorgte ich für viele Freunde und Bekannte Gartentrampoline und ertappte mich immer wieder dabei, wie der Physiotherapeut in mir durchbrach. Ich wurde nicht müde von den positiven gesundheitlichen wie auch entwicklungsfördernden Wirkungen des Trampolinspringens zu erzählen.

Auch heute, nach mehr als zehn Jahren, sind meine Kinder wie auch ich noch begeisterte Springer. Jedes Jahr im Frühling freuen wir uns wieder auf`s Neue darauf das Trampolin endlich aufbauen zu können. Als Vater und als Physiotherapeut kann ich dieses einzigartige Spiel-, Spaß- und Sportgerät jeder Familie wärmstens empfehlen.

Ihr Wolfgang Weißbach

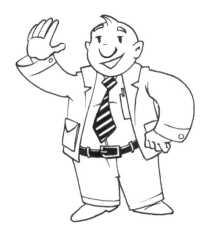

II. Das Gartentrampolin – Trainingsgerät für Jedermann

Ausreden zwecklos

Geht es Ihnen auch so, dass Sie sich ja eigentlich viel mehr bewegen möchten, aber ständig daran gehindert werden? Zum Beispiel von einer unaufschiebbaren Verabredung mit Ihrem Sofa? Oder aber von einem zu vollen Magen nach einem üppigen Mahl? Tja, und dann der Zeitfaktor: Beruf, Familie, Freunde und Kultur. Wann soll man denn da noch die Zeit aufbringen sich regelmäßig in Schwung zu halten? Alles bestechend klare Argumente – oder? Seien Sie ehrlich, Sie können ihn auch nicht überwinden, diesen „inneren Schweinehund", der Ihnen am laufenden Band die Ausreden für das körperliche Nichtstun liefert. Dabei schaden Sie nur einem: Sich selbst!

Enorm wichtig bei der Wahl der richtigen Sportart ist, neben der Berücksichtigung bestehender orthopädischer oder anderer gesundheitlicher Probleme vor allem, wann und wie man sich bewegt. Denn eine Sportart, die zwar die Schweißperlen auf die Stirn treibt, jedoch als Pflichtübung gesehen wird, wird schon bald statt zu sportlichen Höchstleistungen eher wieder zu Höchstliegezeiten auf dem Sofa animieren!

Trampolinspringen verbindet sowohl Spaß als auch ein umfassendes ganzheitliches Körpertraining in idealer Weise. Das großflächige elastische Sprungtuch des

Gartentrampolins trägt uns schon bei geringer Sprungkraft in ungewohnte Höhen. Der Traum vom Fliegen wird für wenige Sekunden Realität: Wir spüren unseren Körper in nie da gewesener Leichtigkeit in der Phase der Entspannung (Zustand der Schwerelosigkeit) und doch arbeiten all unsere Muskeln in der Phase der Anspannung (Absprung/Landung). Wer einmal ein Weilchen auf einem großen Gartentrampolin gesprungen ist, der merkt spätestens am nächsten Tag: Schon die einfachsten Sprünge auf einem Trampolin trainieren unseren Körper – bis hin zu den Lachmuskeln – und das alles bei geringem Zeitaufwand. Schon ein Fünf-Minuten-Training auf dem Trampolin „entspricht der Sauerstoffaufnahme, die nach einem 3.000-m-Lauf gemessen wird. Schon zehn Minuten täglich reichen, um die Körperkondition zu verbessern" (1). Und dies ist keine Neuigkeit: Bereits 1980 erstellten amerikanische Wissenschaftler im Auftrag der NASA eine Studie, in der sie den Trainingseffekt auf dem Laufband mit dem des Trampolinspringens verglichen. Ziel war es herauszufinden, wie die Astronauten am Besten für Ihren schwerelosen Weltraumtrip trainiert werden können. Das verblüffende Ergebnis: Das Training auf dem Trampolin ist dreimal ergiebiger als Joggen! Getestet wurden bei dieser Untersuchung die Sauerstoffaufnahme ebenso wie die Herzfrequenz und die Körperbeschleunigung. Der Grund für diese Trainingseffizienz: Die Gravitationskraft. Im Moment der Schwerelosigkeit, ganz egal wie hoch einen die Sprünge tragen, spürt man das eigene Gewicht nicht mehr – man fliegt. Für einen kurzen Augenblick ist man leicht wie eine Feder – so lange, bis einen die Erdanziehungskraft wieder auf den Boden, bzw. auf die Sprungmatte zurückholt. Uns zwar mit dem Zwei- bis Vierfachen des eigentlichen Körpergewichts. Mit der Kraft dieses Gewichts wird man durch das elastische Federtuch wieder in die Höhe geworfen und gelangt auf ein Neues in den Zustand der Schwerelosigkeit. Das Beste daran: Dieses Gefühl der Schwerkraft zu entfliehen macht ein klein wenig glücklich. Und man wünscht sich nur noch eines: Noch einmal zu fliegen!

Zu all dem kommt noch hinzu, dass das Trampolin, steht es erst einmal in Ihrem Garten, immer präsent ist. Weder ein Ortswechsel noch ein Aufwändiges In-die-Sportklamotten-zwängen ist notwendig. „Jumpen" Sie doch nach der Arbeit oder einfach mal zwischendurch, aus Lust an der Bewegung, oder weil Sie sich Ihren Ärger wegspringen möchten. Sie können alleine springen, mir der oder dem Liebsten oder mit Ihren Kindern. Sie werden sehen: Trampolinspringen fördert das Miteinander, vertreibt trübe Gedanken und gibt Ihnen einen gesundheitsfördernden Energieschub. Wie gesagt: Ausreden zwecklos!

Fit in jedem Alter

Sie haben sich zum Kauf eines Trampolins für Ihren Garten entschieden – für die Kinder – klar! Für wen denn sonst! Für sich selbstverständlich! Denn nicht nur die Kleinen finden gefallen an den Sprüngen auf dem elastischen Sprungtuch. Und das ist auch gut so.

Das Training auf dem Trampolin ist geeignet für Springer jeden Alters – vorausgesetzt, die gesundheitliche Situation lässt ein Training auf diesem Sportgerät zu. Nehmen Sie bei der Auswahl der richtigen Sportwahl für sich Ihre Befindlichkeiten einmal genau unter die Lupe, und entscheiden Sie sich dann für Ihr persönliches Workout. Grundsätzlich sollten Sie Ihre Trampolinsprünge bestehenden gesundheitlichen Einschränkungen (z.B. Herzfehler, Beeinträchtigungen der Wirbelsäule, Knie- und Gelenkschwächen, Herz-Kreislaufschwächen) anpassen.

Gerade auf Kinder wirkt der Hüpfspaß wie ein Magnet. Schon die Kleinsten finden Gefallen an der elastischen Federwirkung des Sprungtuches, auch wenn sie oft zu richtigen Sprüngen noch gar nicht in der Lage sind. Aber allein die Rückfederung und das damit einhergehende Umeinander-geworfen-werden macht den Kleinen einfach Spaß. Es bedarf kaum einer Motivation von Seiten der Eltern, die Kinder zum Springen zu animieren – aber oftmals erheblicher Überredungskunst, die Kids wieder vom Trampolin herunter zu holen. Unter der nötigen Aufsicht und mit Hilfestellung können Kinder aber unbesorgt so lange dem Sprungspaß nachgehen wie Ihre Kondition es erlaubt.

Trampolinspringen ist aber nicht nur der ideale Bewegungs-Ausgleich für Kinder, sondern es ist eine Sportart, mit der Berufstätige, Hausfrauen und –männer oder ältere Menschen durchaus „große Sprünge" machen können. Vorausgesetzt natürlich, Ihre Kinder überlassen Ihnen auch einmal das Trampolin.

Sollten Sie Bedenken haben, dass Sie zu unsportlich oder gar zu schwer zum „jumpen" sind, so kann ich Sie beruhigen. Das Trampolin ist nicht nur ein Gerät für trainierte Sportler. Zu Beginn sollten Sie sich aber mit einem leichten Wippen und mit kleinen Sprüngen an die Wirkung der elastischen Matte herantasten, um deren Wirkung zu erproben. Gute Trampoline sind für eine punktuelle Sprungbelastung bis zu 120 kg zugelassen und somit auch für Erwachsene geeignet. Trauen Sie sich aufgrund von bestehenden Rücken- oder Gelenkbeschwerden nicht auf das Trampolin, so fragen Sie vorsichtshalber Ihren Arzt und weichen gegebenenfalls auf ein hochelastisches Mini-Trampolin aus. Mehr darüber erfahren Sie im Kapitel über „Kleine Sprünge auf Reboundern".

Für das Trampolinspringen ist man nie zu alt! Der Vater des Trampolins, George Nissen, kann es selbst im Alter von 90 Jahren nicht lassen, sich hin und wieder in die Lüfte katapultieren zu lassen. Worauf warten Sie noch!

III. Das Ganzkörpertraining auf dem Gartentrampolin

Bewegung braucht der Mensch

Dass Bewegung wichtig für den Erhalt unserer Gesundheit ist, ist keine wirklich brandneue Nachricht. Jeder weiß es, wenige halten sich daran. Laut einer Studie der Bundesärztekammer gingen im Zeitraum von 1990 und 1998 76,5 Prozent der Männer und 84,6 Prozent der Frauen weniger als zwei Stunden pro Woche einer sportlichen Betätigung nach. Dabei wird ein sportlicher Ausgleich zum Büro- und Familienalltag immer wichtiger. Denn noch nie sind wir so wenig ins Schwitzen gekommen wie heute. Durch die zunehmende Technisierung im Berufsleben und im Freizeitbereich sind wir zu einer Generation von Bewegungsmuffeln geworden. Die heute lebenden Menschen stellen die Generation dar, die bei der Erledigung beruflicher und privater Pflichten so geringe Energiemengen verbraucht, „dass biologischen Mindestanforderungen nicht mehr genügt wird"(2). Folgen des Bewegungsmangels sind unter anderem Stoffwechselstörungen, Herz-Kreislaufprobleme, Übergewicht und – Volksleiden Nr. 1 – Rückenprobleme.

Ohne Bewegung läuft nichts! Von Geburt an bestimmt der natürliche Bewegungsdrang unseren Tagesablauf: Das strampelnde Baby drückt mit seinen noch unkoordinierten Bewegungen Freude oder Unwohlsein aus. Kaum auf den Beinen kann es endlich seine Neugierde stillen, krabbelt oder läuft den ganzen Tag umher und lässt sich dabei auch von kleineren „Unfällen" nicht abhalten, weiter zu marschieren. Wer selber Kinder hat weiß wie schwer es ihnen fällt stillzusitzen oder sich konzentriert und ruhig einem Spiel oder Buch zu widmen – zu stark ist der Drang nach Bewegung bei unseren Kleinsten ausgeprägt. Und das ist auch gut so!

Bewegung baut Muskeln auf. Knapp 40 Prozent unserer Körpermasse besteht aus Muskeln. Die über 400 Einzelmuskeln sorgen dafür, dass wir uns bewegen und aufrecht halten können. Auch ohne gezielte Bewegung sind sie immer leicht angespannt, der Mediziner spricht hierbei von Muskeltonus. Lediglich im Schlaf entspannt sich unsere Muskulatur. Zudem schützen die Muskeln unsere Knochen und Gelenke bei körperlichen Belastungen, wie beispielsweise beim Springen oder Heben. Werden unsere Muskeln zu wenig oder falsch belastet, verkümmern oder verhärten sie und können dann nicht mehr die ursprüngliche Leistung erbringen. Das Skelett wird nicht mehr ausreichend gestützt. Die Folgen: Schmerzen sowie Einschränkungen des Bewegungsapparates. Heute leiden rund 80 Prozent der Bevölkerung unter Rückenproblemen wie Verspannungen, Ischias sowie Bandscheibenvorfall. Eine gut durchtrainierte Muskulatur kann diesen Krankheiten vorbeugen.

Wichtig beim Sport ist vor allem ein ausgewogener Muskelaufbau, d.h. es sollen nicht nur bestimmte, einzelne Muskeln, sondern sie sollten alle trainiert werden. Dies beugt einem muskulären Ungleichgewicht, einer Dysbalance vor, welches zu Fehlhaltungen führen kann. Fehlhaltungen können ebenso Schmerzen oder im schlimmsten Falle dauerhafte Schädigungen bewirken. Deshalb sollten Sportler auch immer auf ein ausgewogenes Verhältnis von Ausdauer- und gezieltem Krafttraining achten.

Bewegung regt den Stoffwechsel an. Bei verstärkter Atmung, wie beispielsweise beim Training, gelangt mehr Sauerstoff in unser Blut. Durch diese gesteigerte Zufuhr von Sauerstoff wird die Umwandlung der Stoffe, die unser Organismus aufnimmt in Energielieferanten auf der einen Seite und der Abbau oder die Ausscheidung toxischer Stoffe auf der anderen Seite begünstigt. Wird dieses System der Verteilung und Verarbeitung der lebensnotwendigen Stoffe in unserem Körper gestört, bleibt das nicht ohne Folgen: Probleme wie Konzentrationsmangel, Antriebsschwäche, körperliche sowie seelische Abgespanntheit sind meist Frühzeichen eines gestörten Stoffwechsels. Häufigste Stoffwechselstörung in den modernen Industrienationen: Typ-2-Diabetes, auch Alters- oder Erwachsenendiabetes genannt.

Bewegung verbraucht Energie. Durch Nahrung nehmen wir Energie in Form von Kohlenhydraten und Fetten auf. Doch braucht unser Körper nicht alle diese Reserven um gesund funktionieren zu können. Um unseren Energiehaushalt wieder ins Gleichgewicht zu bringen, müssen wir einen Teil der überschüssigen Energie- oder Fettreserven wieder abbauen, d.h. wir müssen Kohlenhydrate und Fette verbrennen – und dies durch ausreichende Bewegung. Geschieht dies nicht, lagern sie sich ab. Die Folge: Übergewicht.

Bewegung beugt Herz-Kreislauf-Erkrankungen vor. Zu unserem Herz-Kreislaufsystem gehören das Herz und die Blutgefäße. Durch dieses System werden Sauerstoff, Nähr- und Botenstoffe mit dem Blut in jede Körperzelle transportiert. Der Star in diesem Naturschauspiel ist unsere „Pumpe". Wird die Versorgung des Herzmuskels in irgendeiner Weise beeinträchtigt oder gar unterbrochen, kann es innerhalb weniger Minuten zum Infarkt kommen. Laut der Kassenärztlichen Vereinigung Berlin ist Herzinfarkt die häufigste Todesursache in den westlichen Industrienationen. In den meisten Fällen, so der Verband, komme ein Infarkt aber nicht aus heiterem Himmel, sondern werde häufig durch Risikofaktoren verursacht, die der Einzelne vorher hätte abstellen können. Durch moderates regelmäßiges Training kann Herz-Kreislauferkrankungen vorgebeugt werden, indem u.a. der Fettstoffwechsel angeregt und dem Bluthochdruck vorgebeugt wird.

Bewegung vermindert das Osteoporose-Risiko. Zirka fünf Millionen Menschen sind in Deutschland von dieser Knochenerkrankung betroffen. Bei der Osteoporose ist die Dichte der Knochen bereits so sehr vermindert, dass der Knochen instabil wird und das Frakturrisiko stark ansteigt. Dabei ist der Knochenschwund durch möglichst starken Knochenaufbau in jungen Jahren vermeidbar. Neben einer Kalzium- und Vitamin D-reichen Ernährung brauchen, ähnlich den Muskeln, auch unsere Knochen eine regelmäßige Beanspruchung, also Bewegung. Kontinuierliches „Knochentraining" wird sogar doppelt belohnt, denn zum einen bleiben die Knochen stark und belastbar, zum anderen weisen Sportler auch im Alter durch die durch das Training gewonnene Koordinationsfähigkeit und Fitness seltener Knochenbrüche aufgrund von Stürzen auf.

Bewegung steigert das Wohlbefinden. Bewegung hält uns also physisch auf Trab. Doch nicht nur dies: Sportliche Betätigung wirkt sich auch positiv auf unser psychisches Wohlbefinden aus. Denn es tut gut dem Körper etwas Gutes zu tun. Mag es auch für den Sportlaien zu Beginn eher beschwerlich sein, sich aus seiner Bewegungslethargie reißen zu lassen, am Ende siegt die pure Lust an der Bewegung. Ähnlich wie bei beruflich erbrachten Leistungen stellt sich auch nach dem Sport eine innere Zufriedenheit ein. Wieder einmal hat man es geschafft den „inneren Schweinehund" zu überlisten und wieder einmal fühlt man sich hinterher einfach gut. Medizinisch erklärt man sich die Steigerung des Wohlbefindens nach sportlicher Betätigung durch freigesetzte Endorphine – bewiesen ist dies allerdings nicht. Bei Kindern kennen wir das Phänomen, dass sie ruhig und ausgeglichen sind, haben sie sich einmal wieder so richtig ausgetobt. Sei es beim aktiven Spiel im Freien, nach dem ausgiebigen Plantschen im Wasser oder einfach nach dem Herumrennen mit anderen Kindern: Durch Bewegung haben sie aufgestaute Aggressionen einfach heraus gelassen, die körperliche „Arbeit" hat trübe Gedanken vertrieben. Ebenso verhält es sich bei den Erwachsenen – nur das diese sich weniger „austoben", sondern sich gezielt bewegen. Regelmäßige Bewegung steigert in jedem Alter das körperliche Wohlbefinden und die psychische Ausgeglichenheit, sorgt für angenehme Entspannungsmomente sowie dafür, dass wir unser Gewicht „im Griff" haben und uns so in unserem Körper wohl fühlen.

Auf die Haltung kommt es an

Sicherlich erinnern Sie sich noch an die gut gemeinten elterlichen Ermahnungen „Kind, sitz gerade", „Geh`aufrecht durch`s Leben" oder „Lass Dich nicht hängen". Eine gesunde Haltung beim Sitzen, Stehen oder Gehen galt lange Zeit als Zeichen guter Erziehung und – bei den jungen Damen sogar – als tugendhaft. Der Lehrplan der Osnabrücker Mädchenschule von 1804 beinhaltete für das Fach Turnen neben einer „Kräftigung des Körpers (und der) Natürlichkeit und Anmut der Bewegungen, richtige Haltung" (3) als allgemeines Lernziel des Unterrichts. Heute weisen hierzulande bereits 19 Prozent der unter sechsjährigen Kinder Rückenschäden auf, in der Gruppe der 12- bis 14-jährigen ergab eine Umfrage der BKK Berlin unter 100 Kinderärzten: 34 Prozent der Jugendlichen leiden an Haltungsschäden. Als Hauptursache der kindlichen Rückenleiden stellten die Ärzte Bewegungsmangel fest. Durch die zunehmende Anzahl der Stunden, die unsere Kinder mehr oder weniger unbeweglich vor dem Computer oder den Fernsehgeräten sitzen, wird die gesamte, sich noch im Wachstum befindende Muskulatur geschwächt bzw. nicht richtig ausgebildet. Die Folge: Die Muskeln können die Wirbelsäule nicht mehr richtig stützen und stabilisieren – es kommt zu Haltungsschäden und Rückenschmerzen.

81 Prozent der Kinderärzte schicken ihre haltungsgeschädigten Patienten zur Krankengymnastik, mehr als 70 Prozent empfehlen gar eine Überweisung zum Orthopäden, um die bereits bestehenden Schäden am Haltungs-

apparat wieder zu regulieren. Zusätzlich wird den Eltern für ihre Kinder das natürlichste Heilmittel schlechthin „verschrieben": Bewegung.

Das Trampolinspringen zwingt zu einer aufrechten Haltung. Denn mit hängenden Schultern und eingefallener Wirbelsäule sind keine Höhenflüge möglich. Um auf dem Trampolin wirklich springen zu können muss der Körper, müssen alle Muskeln angespannt sein. Automatisch richtet sich dabei die Wirbelsäule auf. Nur in diesem aufrechten Zustand kann man in die Höhe springen und dann auch wieder sicher stehend landen. Ist der Körper bei der Landung nicht angespannt, kann es nicht zu einer Landung im Stand auf der elastischen Sprungmatte kommen. Ein muskelschwacher Körper fällt kraftlos auf diese herunter.

Unsere Körperhaltung gibt aber nicht nur Auskunft über unser physisches, sondern auch über unser psychisches Befinden. Die Redewendung „die Schultern hängen lassen" ist weniger eine Umschreibung für eine schlechte Körperhaltung, sondern vor allem für Niedergeschlagenheit und seelisches Unwohlsein. Die Psychomotorik betrachtet die Entwicklung der Persönlichkeit unter ganzheitlichen Aspekten und geht davon aus, dass physische und psychische Bereiche derart miteinander verflochten sind, dass jeder Einfluss auf einen Teil der Persönlichkeit immer auch Auswirkungen auf den anderen Teil hat. Die Körperhaltung oder die Art und Weise wie man sich bewegt, gibt Auskunft über den seelischen und emotionalen Zustand von Kindern und Erwachsenen: „Bewegungshandlungen beeinflussen nicht nur ihre körperlich-motorischen Fähigkeiten, gleichzeitig wirken sie sich auch auf ihre Einstellung zum eigenen Körper, auf das Bild von den eigenen Fähigkeiten, auf die Wahrnehmung der eigenen Person aus." (4)

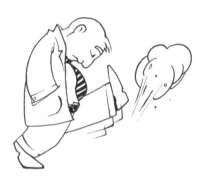

Auf dem Trampolin springen Sie mit Leichtigkeit trübe Gedanken weg. Immer wieder werden Sie überwältigt sein von dem angenehmen Gefühl der Schwerelosigkeit.

Springen doch auch Sie mal wieder vor Freude in die Luft!

Trampolinspringen macht müde Kinder munter

Spätestens seit der letzten Pisa-Studie ist es amtlich: Die Deutschen Schüler sind im internationalen Vergleich zu träge im Denken, und, so spekuliert der *Spiegel*, wohl auch im Bewegungsverhalten: „Stillsitzen macht dumm" (5), so lautet die Schlagzeile des Politmagazins im Juli 2002. Unsere Kinder bewegen sich zu wenig! Es bestehe ein enger Zusammenhang zwischen aktiver Bewegung und intellektueller Fähigkeit, denn „erst körperliche Bewegung ermögliche Verschaltungen im Gehirn (welche) zu einer Steigerung der Hirnaktivität und damit zu höherer Leistungsfähigkeit"(6) führe. Zudem ist Bewegung notwendig für die körperliche Entwicklung der Heranwachsenden, denn Muskel-, Skelett- wie auch Nervensystem befinden sich noch in der Entwicklungsphase. „Bewegung" so der Präsident der Deutschen Adipositas-Gesellschaft in Osnabrück Alfred Wirth „ist noch wichtiger als die richtige Ernährung". (7)

Dabei gehen ausreichende Bewegung und eine ausgewogene Ernährung Hand in Hand bei der Bewältigung eines der größten gesundheitlichen Probleme der jungen und alten Mitglieder unserer Wohlstandsgesellschaft: Dem Übergewicht. Bereits 20 Prozent der Kinder sind adipös, d.h. im Detail: „Jedes fünfte Kind und jeder dritte Jugendliche sind übergewichtig" (8). Die gesundheitlichen Folgen: Haltungsschäden, Koordinationsschwächen, Herz- und Kreislaufschwächen sowie Altersdiabetes. Für unsere Gesellschaft bedeuten diese meist chronischen Leiden, Kosten in Milliardenhöhe für das Gesundheitswesen. Diese Kosten, so der Vorstand der Verbraucherzentrale Bundesverband (vzbv) Edda Müller „werden sich in absehbarer Zeit noch erheblich steigern, denn immer mehr übergewichtige Kinder heute, bedeuten immer mehr übergewichtige und kranke Erwachsene morgen" (9). Bereits im Kindesalter wird der Grundstein für die Ernährungs- und Bewegungsgewohnheiten im Jugendlichen- und Erwachsenenalter gelegt: Mit einer Wahrscheinlichkeit von 80 Prozent werden aus dicken Kindern dicke Erwachsene.

Doch wie machen wir unsere bewegungsmüden Kinder wieder munter? Lässt sich das Essverhalten durch regelmäßige Mahlzeiten im Familienkreis sowie durch eine gewisse Kontrolle durch die Eltern und Freunde noch einigermaßen steuern, so bedarf kontinuierliche Bewegung schon einer gewissen Motivation. Kinder und Jugendliche müssen aber anders als Erwachsene zu mehr Bewegung motiviert werden. Weder der erhobene Zeigefinger noch stundenlange Monologe über *richtiges* Ernährungs- und Bewegungsverhalten können Sie von Ihrer Lieblings-Soap oder der neuesten Moorhuhn-Jagd weglocken, zumal das schweiß-treibende Fitnessprogramm von Eltern und Pädagogen meist wenig einladend klingt.

Beim Trampolinspringen wird auf spielerische Art und Weise der natürliche Bewegungsdrang ausgenutzt und durch immer bessere Körperbeherrschung in geordnete Bewegungen umgesetzt. Ob man nun alleine oder mit Freunden abwechselnd nur ein wenig springt oder neue, gewagtere Sprünge ausprobiert: Bei dieser Sportart steht der hohe Fun Faktor eindeutig im Vordergrund. Dabei trainieren die Kinder auf dem Trampolin mehr oder weniger unbewusst. Zwar kommen Sie beim Springen ganz schön ins Schwitzen, aber das ist für sie nur ein Nebeneffekt: Ganz im Vordergrund stehen die vielen kurzen und aufregenden Ausflüge in die Schwerelosigkeit. So frei und unbeschwert fliegt kein Moorhuhn!

Was das Trampolin so alles kann

Meist vom Rat der Jüngsten in der Familie wird die Anschaffung des Trampolins angeregt. Haupt-Kauf-Argument: Spaß und Spiel. Dabei hat der Sprungsport um einiges mehr zu bieten als pure Unterhaltung – und dies nicht nur für Kinder sondern auch für Erwachsene. So wird die „Entwicklung der Gleichgewichtsfunktion, der Koordinationsfähigkeit und motorischen Anpassungsfähigkeit durch kein Sportgerät so positiv beeinflusst wie durch den gezielten Einsatz des Trampolins" (10).

Förderung der Motorik:

Das Springen auf dem elastischen Sprungtuch erfordert ein hohes Maß an **Koordination** und **Gleichgewichtsempfinden**. Nicht nur wir sind beim Springen in Bewegung, sondern auch die Unterlage von der wir abspringen und auf der wir wieder landen. Der Springer muss sich „aktiv mit der Federtuchwirkung und dem Gleichgewicht, das der Körper auch in der Luft sucht, auseinandersetzen und versuchen, angemessen zu reagieren" (11). Vor dem Absprung schwingen wir uns so lange ein, bis die Matte uns, durch unser Eigengewicht beim Wippen in Bewegung gebracht, in die Schwerelosigkeit „wirft". Ebenso schwingt die Matte bei der Landung mit – in Bewegung gebracht durch unser Sprunggewicht. Um dieser Elastizität Stand zu halten, d.h. den Körper trotz der schwingenden Bewegung aufrecht zu halten und nicht in sich zusammenfallen zu lassen, benötigen wir nicht nur Muskelkraft sondern auch ein hohes Maß an Gleichgewichtsempfinden. Nur das gleichzeitige Aufkommen mit beiden Beinen auf der elastischen Sprungmatte garantiert uns eine sichere Landung im Stand. Und selbst dann geben uns die Arme durch Ihre beidseitig gleich schwingenden Bewegungen beim Absprung und den beidseitig gleich balancierenden Bewegungen bei der Landung noch Hilfestellung.

Je höher wir hinaus wollen, desto mehr Muskelkraft benötigen wir bei Absprung und Landung, und umso wichtiger wird die Koordination unserer Sprünge. Denn schließlich wollen wir ja wieder auf der Sprungmatte landen, und nicht etwa daneben. Gerade bei Kleinkindern beobachtet man, dass sie einfach umherhopsen und noch kaum steuern können wo ihre Sprünge sie hintragen. Durch regelmäßiges Ausprobieren lernen sie die Richtung und Reichweite ihrer ehrgeizigen Sprünge immer besser einzuschätzen, und steigern somit ihre Koordinations- wie auch ihre Orientierungsfähigkeit. „ Durch die gleich bleibende Wirkung des Tuches bei gleicher Position und Krafteinsatz baut der Springer immer mehr Vertrauen und Sicherheit im Umgang mit dem Trampolin auf. Somit kann er durch eigenständiges und selbstverantwortliches Handeln, ohne Einflussnahme des Lehrers oder Erziehers, Erfolgserlebnisse haben und genießen" (12).

Nach Rheker (13) werden folgende motorische Eigenschaften und Fähigkeiten auf dem Trampolin geschult und gefördert:

- Vertrauen zu sich selbst und anderen
- Verantwortungsbewusstsein

- Bewegungsfreude
- Risikobereitschaft
- Konzentration
- Selbsteinschätzung
- Sensomotorische Anpassungsfähigkeit
- Rhythmusgefühl
- Gleichgewichtsvermögen
- Haltungsaufbau
- Lageempfinden
- Orientierungsvermögen
- Koordination
- Geschicklichkeit
- Ausdauer
- Sprungkraft

<u>Muskelaufbau</u>

Der Trampolinsport ist eine ganz besondere Form der Bewegung. Um zu wirklichen Höhenflügen starten zu können sind beim „jumpen" all unsere Muskeln gefordert. Es werden nicht, wie beispielsweise beim Training mit Gewichten oder bei Ausdauersportarten wie Joggen oder Radfahren, nur einzelne Muskeln trainiert, sondern wirklich alle Muskeln. Der Grund für den einzigartigen Trainingseffekt auf dem Trampolin liegt in dessen zurückfedernder Wirkung. Am höchsten Punkt in der Luft angekommen befindet sich der Körper für Bruchteile von Sekunden im Zustand der Schwerelosigkeit. Bei der Landung ist man plötzlich um ein zwei- bis vierfaches der Schwerkraft ausgesetzt, d.h. wir landen mit einem zwei- bis viermal höheren Gewicht als ursprünglich. Und in genau dieser Phase des „Abfederns, beim Abbremsen des Körpergewichts, (erfolgt) eine kurze Anspannung der gesamten Zellstruktur, so dass alle Körperzellen gleichermaßen davon betroffen werden" (14) Dieses Gewicht nun schleudert uns von der beweglichen Matte wieder in die Höhe. Diese Kraft trainiert all unsere Zellen, unseren ganzen Körper. Und das Beste dabei: Man spürt diese Kraftanstrengung nicht so sehr wie beim gezielten Muskeltraining, zum Beispiel beim Hanteltraining. Denn diese Phase der Anspannung dauert nur wenige Sekunden. Sie ist aber ausreichend um die Muskeln wirklich effektiv aufzubauen – praktisch wie im Flug.

Stärkung des Immunsystems

Zudem verbessert die hüpfende Bewegung die Arbeit unserer Lymphe, denn durch das ständige An- und Entspannen der Muskulatur wird der Lymphkreislauf beschleunigt und damit die Entgiftung unseres Körpers vorangetrieben. Zur Erinnerung: Die Lymphe besteht aus Lymphozyten, aus Abwehrzellen unseres Immunsystems. In diesen Zellen findet ein Stoffwechsel statt. Immunsubstanzen werden zu- und giftige Substanzen werden weggeführt. Eine Beschleunigung des Lymphkreislaufs hat also zur Folge, dass Sauerstoff und Nährstoffe vermehrt in die Lymphe gelangen, dagegen Gifte und Krankheitserreger abgebaut werden. So wird unser Immunsystem gestärkt und wir sind weniger anfällig für Krankheiten.

Beim Trampolinspringen geht es also um viel mehr als um Spaß. Der Körper ist in seiner Ganzheit mit all seinen Muskeln und Sinnen gefordert. Binnen Sekunden müssen verschiedenste Informationen verarbeitet und vom Springer darauf angemessen reagiert werden. Der Springer muss:

- sich **orientieren**
- seine **Muskelkraft gezielt einsetzen** um eine von ihm bestimmte Sprunghöhe zu erreichen
- seine Sprünge **koordinieren** um sicher zu landen
- seinen Körper **stabilisieren** um aufrecht und kraftvoll springen und landen zu können
- seine **Ängste überwinden** um sich in das Abenteuer Schwerelosigkeit entführen zu lassen.

Das Trampolin als Heil- und Hilfsmittel z.B. bei Mukoviszidose und Behinderungen

In den verschiedensten Bereichen der Physiotherapie wie auch der Förderung behinderter Kinder wird das Trampolin schon seit langem als therapeutisches Hilfsmittel herangezogen. Zunehmend an Bedeutung gewonnen hat es bei der aktiven Behandlungsunterstützung bei Mukoviszidose.

Häufig tritt die Lungenerkrankung Mukoviszidose schon im Säuglingsalter auf. Zäher Schleim verstopft die Bronchien und bildet einen günstigen Nährboden für die Ablagerung von Keimen. Die Folgen: Chronische Entzündungen der Bronchialwände, eine Zerstörung des Lungengewebes sowie Sauerstoffmangel. Neben Therapiegeräten zur Entspannung der Atemmuskulatur werden auch krankengymnastische Hilfsmittel zu einer Verbesserung der Lungenfunktion therapiebegleitend eingesetzt – mit Erfolg. Gerade die verbesserten krankengymnastischen Maßnahmen haben in den letzten Jahren dazu geführt, dass betroffene Patienten das Erwachsenenalter erlangen können. Waren Mukoviszidose Patienten früher noch von der rein passiven Abklopfbehandlung eines Therapeuten abhängig, so setzt man heute auf die Anleitung der Patienten und deren Angehörigen zur Selbstbehandlung zu Hause. Neben einer speziell ausgerichteten Ernährung und Inhalationen ist vor allem eine regelmässige krankengymnastische Betätigung der Patienten zur Sekretverflüssigung notwendig. Dabei ist wichtig, dass sich das gewählte Therapiehilfsmittel möglichst unkompliziert in den Tagesablauf integrieren und weitgehend unabhängig von Dritten anwenden lässt. Das Trampolin hat sich hier in zweifacher Hinsicht bewährt. Zum einen macht es den meist sehr jungen Patienten Spaß auf dem Sprungtuch zu hüpfen und zum anderen wirkt sich die schwingende Wirkung äußerst positiv aus: Der zähe Schleim lockert sich durch die Auf- und Ab-Bewegung, er wird mobilisiert und kann somit besser abgehustet werden.

Bereits seit Anfang der 60er Jahre wird das Trampolin zur Diagnose von Bewegungsabläufen bei behinderten Kindern und Erwachsenen eingesetzt. Der Vater der Psychomotorik, Prof. Ernst Kiphard, entwickelte gemeinsam mit Hünnekens den Trampolin-Koordinationstest TKT, ein Screening-Verfahren bei dem sich motorische Auffälligkeiten, also Abweichungen vom normalen Bewegungsverhalten, beobachten lassen. Dabei wird davon ausgegangen, dass „durch die Federkraft des Sprungtuches eine Art „Lupeneffekt" erreicht (wird), wodurch gesamtkörperliche Steuerungsmängel, die in der Alltagsmotorik unbemerkt bleiben, in bizarrster Weise sichtbar werden" (15) Der TKT wird noch heute, allerdings in erweiterter Form, zur Messung von Koordinationsstörungen angewandt.

Als therapeutisches Medium zur Korrektur von Bewegungsabläufen aber auch zur Schulung und Verbesserung motorischer, koordinativer und sozialer Fähigkeiten körper- und geistig behinderter Kinder hat das Trampolin einen festen Platz. Und dies nicht zuletzt deshalb, weil es durch seinen hohen Aufforderungscharakter für die Kinder immer wieder eine Freude ist mit dem Trampolin zu lernen und zu üben. Wichtig hierbei ist die Berücksichtigung der jeweiligen persönlichen Verfassung der Teilnehmer. Michael Stäbler unterscheidet in seinem Buch „Bewegung, Spaß und Spiel auf dem Trampolin" drei Arten von Übungseffekten: Motorisch-funktionelle Übungseffekte, psychische Übungseffekte, wie z. B. den Abbau von Aggression oder die Schulung von Konzentration und Gedächtnis, sowie pädagogische Übungseffekte beim Training in der Gruppe und dem daher nötigen Sozialverhalten wie Warten und Hilfestellung leisten. Im motorisch-funktionellen Bereich hebt er vor allem die Schulung der Koordinationsfähigkeit, von Bewegungsabläufen sowie die Verbesserung von Haltungsschwächen hervor. Diese erfolgt „durch reaktive Anpassung an die Fremdkinetik des Sprungtuches (...); durch Gleichgewichtserhaltung während der Flugphase (...); durch Aufrechterhaltung der Statik (...) und Erlernen schwieriger Bewegungsfolgen." (16).

Die umfassenden Erfahrungsmöglichkeiten auf dem Trampolin sowie das als sehr positiv wahrgenommene Erlebnis des „Fliegens" machen das Trampolin zu einem einzigartigen Sport- und Aufbaugerät gerade auch im Behindertensport. Bewegung fördert „das Lebensbewusstsein, die psycho-soziale Sensibilität und die Qualität des Lebens **aller** Menschen in allen Entwicklungsphasen, also auch der Menschen mit mehr oder weniger einschränkenden Behinderungen"(17).

IV. Auf das richtige Gartentrampolin kommt es an

Tipps zum Kauf von Trampolin und dem passenden Zubehör

Mittlerweile werden auf dem deutschen Markt unzählige Riesen-Gartentrampoline in vielen verschiedenen Größen und Formen angeboten. Ebenso groß wie die Auswahl ist zum Teil aber auch der Preisunterschied bei den Sprung-Sport-Geräten. Wehe dem, der sich bei der Schnäppchenjagd vom bloßen Schein blenden lässt, denn wie bei einem guten Fahrrad auch, sollte beim Kauf eines Trampolins der **Sicherheitsaspekt** im Vordergrund stehen.

Qualitätskriterien beim Kauf eines Gartentrampolins:

- TÜV-Zertifikat
- Gesamtgewicht
- Rahmenstärke
- Anzahl und Länge der Federn
- Verarbeitung der Sprungmatte
- Beschaffenheit der Randabdeckung

Achten Sie auf jeden Fall darauf, dass das Trampolin Ihrer Wahl mit der **TÜV**-Plakette versehen ist. Es gibt (leider) Anbieter die mit der geprüften Sicherheit werben, ihre Geräte aber aus Kostengründen gar nicht oder aber nur einzelne Modelle ihres Angebots prüfen lassen. Achtung: Der TÜV muss das komplette Sportgerät zertifiziert haben und nicht nur einzelne Teile. Im Zweifelsfall gehen Sie sicher und fordern Sie eine Kopie des mindestens zweiseitigen Zeichnungsgenehmigungsausweises an.

Eine ausschlaggebende Größe beim Kauf eines Gartentrampolins ist das **Gesamtgewicht**. Denn vom Gewicht kann man schließen auf die Materialstärke des Rahmens und der Sprungmatte. Ein großes Gartentrampolin mit einem Durchmesser von 4,30 m sollte mindestens 90 kg auf die Waage bringen. Schließlich wird das Sportgerät selbst mit rund 120 kg Sprunggewicht belastet. Dass das Trampolin solch schweren Sprüngen standhält, dafür sorgen in erster Linie die galvanisch - oder im Idealfall feuerverzinkten Rohre, die in ihrer Gesamtheit den **Rahmen** bilden. Diese Rohre haben bei guten Trampolinen mindestens eine Wandstärke von 1,8 mm. An diesem Rahmen wird mit den sogenannten **Sprungfedern** die **Sprungmatte** durch beidseitiges einhängen der Federn an Rahmen und Matte befestigt. Diese Matte sollte auf jeden Fall mehrfach vernäht sowie UV-beständig sein. Die Anzahl sowie die Länge der Federn spielt bei der Elastizität der Sprungmatte eine ausschlaggebende Rolle. Nur eine korrekt berechnete Anzahl von Federn gewährleistet optimalen Sprungkomfort und Sicherheit gegen das Durchschlagen auf den Boden. Ein großes Gartentrampolin mit einem Durchmesser von zirka 4,30 m sollte mindestens 96 Federn haben. Gute Federn haben eine Länge von zirka 20 cm. Generell gilt: Je länger die Federn und je hochwertiger der Federnstahl, desto sanfter werden Sie zurückgefedert, die Matte wirkt elastischer. Kürzere

Federn lassen der Matte beim Jumpen weniger Spielraum, der Springer landet etwas härter auf dem Tuch. Generell ist die Schwingeigenschaft abhängig von der Qualität der eingesetzten Materialien.

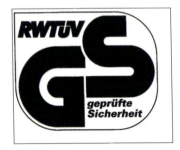
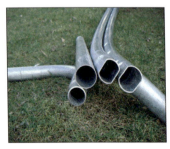
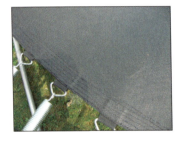
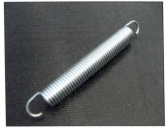

Damit der Springer beim Turnen nicht von den Federn behindert wird, sind diese mit einer **Randabdeckung** geschützt. Diese wird ebenfalls am Rahmen befestigt und überdeckt nicht nur die Federn sondern auch noch einen kleinen Teil der Sprungmatte. So wird verhindert, dass der Turner in die Federn springen und sich verletzen kann. Die Randabdeckung sollte im Idealfall möglichst viele Befestigungsmöglichkeiten bieten, damit sie wirklich fest auf den Federn liegt und nicht verrutschen kann.

Achten Sie darauf, dass der Federnschutz nicht zu dünn und das Material der Schutzhülle wirklich wetterbeständig ist. Denn schließlich steht das Trampolin ja viele Monate in Ihrem Garten und ist somit ständig den Launen unseres doch recht wechselhaften Wetters ausgesetzt. Ein Materialmix aus PVC und Gummi hat sich gut bewährt.

Ein weiteres Kriterium für die Qualität der Randabdeckung ist die Beschaffenheit des verwendeten Schaumstoffes. Dieser sollte nicht zu dünn sein. Wesentliches Sicherheitsmerkmal hierbei ist aber die Stauchhärte des Schaumstoffes. Dicker, aber zu weicher Schaumstoff bietet keinen ausreichenden Schutz für den Springer.

Im Vergleich zu Wettkampftrampolinen, sind die meisten Gartentrampoline rund und nicht eckig. Ein rundes Trampolin hat den Vorteil, dass der Springer immer wieder in die Mitte der Sprungmatte getragen wird. Der Grund hierfür: Die Matte ist aussen weniger elastisch als in der Mitte. Dies ist insofern von Bedeutung, da beim Hobby-Springen meist kein qualifizierter Übungsleiter zur Seite steht, der Hilfestellung leisten kann. Zudem ist die Materialbeschaffenheit sowie die Verarbeitung der Gartentrampoline nicht mit denen der Wettkampftrampoline vergleichbar. Profitrampoline dürfen ohne eigens dafür qualifizierte Trainer nicht benutzt werden. Sie sind nicht nur wesentlich höher als die Freizeittrampoline, sondern haben auch eine sehr elastische Sprungmatte. Dadurch sinkt der Springer nicht nur sehr tief in die Matte ein, sondern er ist einer enormen Katapultwirkung ausgesetzt. D. h. der Springer wird in, für den

Laien, schwindelerregende Höhen, hinausgeworfen. Wie der Name schon sagt, dienen Wettkampftrampoline dem Training von erfahrenen Springern und dem Einsatz bei professionellen Meisterschaften.

Für den Freizeitgebrauch gibt es **Trampoline** in den verschiedensten Größen. In der Regel werden die Größen in der amerikanischen Maßeinheit *feet* angegeben. Damit Sie sich darunter etwas vorstellen können, hier eine kleine Übersetzungshilfe für die gängigen Trampoline:

Ø 8 `(feet)	entspricht	Ø ca. 2,5 m
Ø 10`(feet)	entspricht	Ø ca. 3,1 m
Ø 12`(feet)	entspricht	Ø ca. 3,7 m
Ø 13`(feet)	entspricht	Ø ca. 4,0 m
Ø 14`(feet)	entspricht	Ø ca. 4,3 m
Ø 15`(feet)	entspricht	Ø ca. 4,6 m

Der angegebene Durchmesser bezieht sich immer auf den Gesamtdurchmesser der Trampoline, d.h. Sprungmatte und Randabdeckung.

Eine weitere Möglichkeit ist der Einsatz von meist rechteckigen Bodentrampolinen. Bodentrampoline (Einbautrampoline) sind besonders sichere und sehr empfehlenswerte Freizeittrampoline für Groß und Klein, denn aufgrund der Ebenerdigkeit sind die zwei Risikofaktoren von Standgeräten (Herunterfallen oder Aufenthalt unter dem Trampolin, während gesprungen wird) ausgeschlossen. Bodentrampoline werden über einer 1 bis 1,15 m tiefen Grube aufgelegt und stellen eine gute Alternative gegenüber aufstellbaren Trampolinen dar. Hochwertige Bodentrampoline sind ausgereifte Produkte, die sich schon tausendfach im praktischen Einsatz bewährt haben. Sie passen sich sehr gut in die Umgebung ein und sind im nichtöffentlichen Bereich auch ohne Umzäunung zu betreiben. Sie sind für den Ganzjahreseinsatz ausgelegt und brauchen im Winter nicht demontiert zu werden. Bodentrampoline eignen sich hervorragend für Familien, Kindergärten, Schwimmbäder, Freizeiteinrichtungen und Campingplätze.

Als Aufstiegshilfe für die hohen Trampoline bietet sich gerade bei kleinern Kindern eine **Leiter** an. Diese lässt sich direkt am Rahmen befestigen und verrutscht somit nicht. Gerade, wenn Sie sich zum Kauf eines Sicherheitsnetzes entschließen, ist eine Leiter zu empfehlen, da man durch die meist kleine Öffnung des Netzes hindurchkrabbeln muss, und sich hierbei mit den Füßen auf der Leiter noch gut abstützen kann.

Sicherheitsnetze verhindern, vor allem bei Kleinkindern, die ihre Sprünge noch nicht so gut koordinieren können, das Herunterpurzeln vom Trampolin. Sie verhindern aber weder den Zusammenstoß zweier Hitzköpfe auf dem Sportgerät noch unsanfte, gefährliche Landungen. Die Hinweise zum sicheren Sprungvergnügen müssen auch mit dem Netz unbedingt beachtet werden.

Befestigung außerhalb der Randabdeckung

Wird das Sicherheitsnetz außerhalb der Randabdeckung befestigt, steht Ihnen der gesamte Durchmesser des Trampolins während des Sprunges zur Verfügung. Sie haben also den vollen Innenraum zum „fliegen" und somit die größtmögliche Bewegungsfreiheit innerhalb des Netzes. Zwar wird die Randabdeckung zum Springen, oder besser zum Abspringen und Landen, in der Regel nicht benutzt, aber sind sie erst einmal abgesprungen, wird der Luftraum nicht um die Breite dieser Abdeckung begrenzt. Zudem ist eine Landung auf einer guten Randabdeckung unbedenklich.

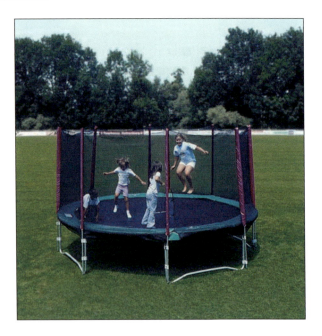

Befestigung innerhalb der Randabdeckung

Der Nachteil bei einer Befestigung des Sicherheitsnetzes innerhalb der Randabdeckung ist der kleinere Innenraum. Das Verkaufsargument bei diesen Netzen ist, dass die Springer bei der Landung nicht versehentlich zwischen die Federn rutschen und sich hierbei verletzen können. Diese Gefahr ist aber bei Trampolinen mit einer hochwertigen Randabdeckung ausgeschlossen. Von guter Qualität spricht man, wenn die Abdeckung durchgehend zirka drei cm dick und mit entsprechender Stauchhärte gepolstert ist sowie ein wenig über die Sprungmatte lappt. Zudem lässt sie sich an mindestens 16 Stellen gut befestigen, so dass ein Verrutschen nicht möglich ist.

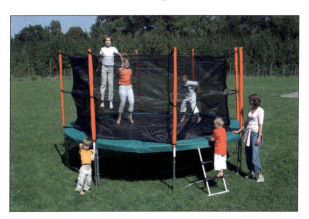

Für Ihre Sicherheit

Wie auch bei anderen Sportarten, gilt es beim Springen auf dem Gartentrampolin verschiedenste Sicherheitshinweise zu beachten. Machen Sie unbedingt Ihre Kinder mit den nachfolgenden Tipps zum sicheren Sprungvergnügen vertraut.

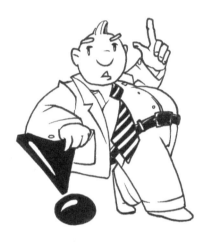

Der richtige Aufbau des Gartentrampolins

Beachten Sie die dem Gerät beiliegende Aufbauanleitung des Herstellers. Bevor Sie sich zu Ihren ersten Höhenflügen auf das Trampolin begeben, sollten Sie nochmals prüfen, ob das Sportgerät wirklich korrekt und somit sicher aufgebaut wurde. Die nachstehende kleine „Ckeckliste" soll Ihnen dabei helfen:

- Das Trampolin muss stabil stehen
- Die Rahmenteile müssen fest ineinander gesteckt, bzw. sicher verschraubt sein
- Alle Federn müssen mit dem Haken nach unten beidseitig, also am Rahmen und am Sprungtuch, eingehängt sein
- Die Federn müssen vollständig und in einwandfreiem Zustand sein; ausgeleihrte oder gebrochene Federn müssen ersetzt werden
- Der Federnschutz (Randabdeckung) muss am Rahmen befestigt werden. Überprüfen Sie die Schlaufen bzw. Ösen regelmäßig, um ein Verrutschen und somit ein Bloßlegen der Federn zu vermeiden
- Sollten Sie ein Sicherheitsnetz an das Trampolin angebracht haben, so überprüfen Sie auch hier regelmäßig, ob die Haltestangen des Netzes einwandfrei am Trampolin befestigt sind. Schäden am Netz, wie Löcher oder Risse, sollten unverzüglich ausgebessert werden, um die Funktionalität des Netzes zu erhalten

Rund um das Gartentrampolin

Unter und rund um das Gartentrampolin dürfen keine Gegenstände herumliegen. Dies gilt auch für Badematten, Handtücher oder Ähnliches – Rutschgefahr beim Absteigen! Achten Sie beim Aufstellen auch darauf, dass Sie genügend Platz über dem Trampolin haben! Insbesondere Baumäste stellen nicht nur eine Beeinträchtigung der Sprungfreiheit, sondern eine Gefahr für den Springer dar.

Auch dürfen sich während gesprungen wird, keine Personen unter dem Trampolin befinden.

Verhalten der Springer auf dem Trampolin

Es sollte weitgehends nicht mehr als eine Person auf dem Trampolin springen. Dies gilt insbesondere für ältere Kinder und Erwachsene, die sich schon gewagtere Sprünge zutrauen. Wippende oder leicht hüpfende Kleinkinder hingegen dürfen sich schon mal mit Freunden oder Geschwistern das Sprungtuch teilen – unter Aufsicht selbstverständlich.

Springen Sie nicht mit vollem Magen, essen Sie nicht während des Trainings oder zwischen zwei Sprüngen. Zudem sind Kaugummis oder Bonbons verboten. Gelangen diese in die Luftröhre, können sie zum Ersticken führen.

Bei Erkältung, Fieber oder anderen Befindlichkeitsstörungen sollten Sie auf Ausflüge in die Schwerelosigkeit verzichten.

Verhalten von passiven Springern und Zuschauern

Anwesende Personen, die gerade nicht springen können oder möchten, sollten sich grundsätzlich so verhalten, dass sie die Springer und auch sich selbst nicht unnötig gefährden. So sollten sie während gesprungen wird, nicht auf der Sprungmatte oder der Randabdeckung sitzen. Damit verhindern Sie eine Verletzung der Springer ebenso wie einen frühzeitigen Verschleiß der Federnabdeckung.

Harte Gegenstände dürfen nicht auf das Sprungtuch oder die Springer geworfen werden.

Das Trampolin ist immer ein Magnet für Nachbarn und Freunde und setzt somit auch soziales Verhalten aller Teilnehmer, eine „aktive Sozialerziehung durch (…) Wartenmüssen und Einordnen in die Reihenfolge, Einhalten der Zeit (…)" voraus. „Dieser soziale Erziehungsfaktor ist infolge der lustbetonten Übungsbereitschaft stärker wirksam als beim üblichen Geräteturnen" (18).

Die passende Trampolin-Kleidung

Schmuck oder ähnlich Outfit-verschönernde Accessoires, wie beispielsweise locker sitzende Gürtel, sind ebenso unangebracht wie Kleidung mit harten Knöpfen, Reißverschlüssen oder Nieten. Derlei Hardware kann auch schon beim soften Aufkommen auf der Sprungmatte recht schmerzhaft sein.

Enger anliegende Kleidung ist einem zu legeren Outfit vorzuziehen. Denn sollten sich Ihre Hände beim Springen in dem weiten Gewand verfangen, kann dies das Gleichgewicht beeinträchtigen. Unsanfte und unkoordinierte Landungen sind die Folge. Zudem kann bei der Abwärtsbewegung ein sehr weites und locker sitzendes Oberteil nach oben flattern und somit das Sichtfeld des Springers beeinträchtigen. Gleiches gilt im Übrigen bei langen Haaren. Diese sollten beim „Jumpen" fest zusammengebunden werden.

Schuhe auf dem Trampolin sind tabu! Zum einen beschädigen sie auf Dauer die Matte, zum anderen verhindert die Sohle, dass der Springer ein Gefühl für das Sprungtuch entwickelt. Springen Sie also barfuß oder aber mit rutschfesten Socken.

Brillen mit Kunststoffgläsern oder Sportbrillen können zwar beim Springen getragen werden, idealerweise werden sie aber durch Kontaktlinsen ersetzt. Bitte springen Sie keinesfalls ohne Sehhilfe, wenn Sie darauf unbedingt angewiesen sind. Verringertes Sehvermögen führt zu Verunsicherung auf dem Trampolin und erhöht somit das Unfallrisiko.

Verlassen des Gartentrampolins

Springen Sie niemals von dem Trampolin herunter! Denn, „da man sich an das Nachgeben des Sprungtuches gewöhnt hat, erhält man beim Herunterspringen vom Trampolin auf einen festen Untergrund einen Schlag in Knie und Rücken, weil das Abfedern versäumt wird" (19).

Verwenden Sie zum Absteigen eine Leiter, einen leeren, auf dem Kopf stehenden Getränkekasten, oder ähnliches. Größere Kinder und Erwachsene können sich auf die Randabdeckung setzen und dann hinabgleiten lassen.

Der Großteil dieser Sicherheitstipps erscheint Ihnen sicherlich selbstverständlich. Seien Sie allen Beteiligten ein Vorbild – Ihre Familie und Freunde werden es Ihnen danken!

So haben Sie lange Freude an Ihrem Gartentrampolin

Damit Sie und Ihre Familie lange Freude an Ihrem Sprungsportgerät haben, möchten wir Ihnen hier einige Tipps geben, wie Sie Ihr Trampolin vor den Launen der hiesigen Witterung sowie vor unsachgemäßem Gebrauch schützen, und somit den Wert auf Dauer erhalten können.

Witterungsschutz

Das Gartentrampolin ist grundsätzlich für den Verbleib im Freien konstruiert und geeignet. So sind der Rahmen und die Federn aus verzinktem, im Idealfall sogar aus feuerverzinktem, Stahl, Sprungmatte und Federnabdeckung sind UV-beständig. Dauerhafte starke Sonneneinstrahlung aber auch unwetterartige Niederschläge wie Hagel oder Eisregen hingegen können gerade auf der Randabdeckung nach einiger Zeit Spuren hinterlassen. Deshalb sollten Sie über den Kauf einer eigens für das Trampolin hergestellten Wetterschutzhülle nachdenken. Diese sollte in jedem Fall wasserdurchlässig sein! Bei lang anhaltendem Regen, bildet sich bei einer wasserundurchlässigen Abdeckplane früher oder später in der Mitte ein „See", der Federn und Sprungmatte stetig schwer belastet. Für eine solche dauerhafte Gewichtsbelastung sind aber weder die Federn, noch das Sprungtuch konstruiert, d.h. diese Teile würden über Maßen beansprucht, leiern im schlimmsten Falle aus und müssen dann ersetzt werden, um die Sprungfähigkeit weiterhin zu gewährleisten. Gleiches gilt auch bei Schneefall. Denn wird der Schnee nass, nimmt er rasch an Gewicht zu und belastet das Trampolin in der gleichen Weise. Entfernen Sie also den Schnee regelmäßig von der Sprungmatte oder bauen Sie das Trampolin während der frostigen Jahreszeit ab. Dadurch schonen Sie auch die anderen Geräteteile, allen voran die Randabdeckung, die bei gefrierender Nässe leicht Risse bekommen kann.

Wetterschutzhüllen werden in zwei verschiedenen Ausführungen angeboten. Sie haben die Wahl zwischen einer einfachen Abdeckung, die ähnlich dem Material einer Ikea-Einkaufstüte ist, und mit Schlaufen am Rahmen befestigt wird, oder einer dicken, ebenfalls wasserdurchlässigen, Hülle, vergleichbar mit einer LKW-Plane, die mit einem eingearbeiteten, durchgehenden Gummizug zur Befestigung versehen ist.

Ein weiterer positiver Nebeneffekt der Wetterschutzhülle: Ist diese einmal angebracht signalisiert sie für alle springfreudigen Familienmitglieder, Nachbarn und Bekannten: „Für heute geschlossen", und Ihr Garten verwandelt sich in sekundenschnelle vom freudigen Freizeit-Rummelplatz in eine Oase der Stille.

Um das Trampolin bei starken Windböen am Abheben zu hindern, lässt es sich mit speziellen Erddübeln sowie einem verstellbaren nicht-elastischen Band fest in der Erde verankern. Diese Befestigungsmöglichkeit empfiehlt sich gerade dann, wenn das Trampolin auf einem freien, windungeschützten Platz aufgebaut wird.

Schutz vor unsachgemäßem Gebrauch

Die Oberflächenteile wie Sprungmatte und Randabdeckung sind zwar belastbar, aber keineswegs „unkapputtbar".

In der Regel liegt die Randabdeckung auf den Federn und überlappt noch ein wenig die Sprungmatte. Es gibt aber auch Trampoline, bei denen die Abdeckung mit der Sprungmatte vernäht ist. Dies hat den Nachteil, dass die Elastizität der Matte ein wenig eingeschränkt wird, denn beim Springen arbeiten bei dieser Ausführung Matte und Randabdeckung mit. Die Randabdeckung ist ihrerseits am Rahmen befestigt und bremst somit die Beweglichkeit der Sprungmatte. Zudem ist es bei der Beschädigung eines dieser beiden Teile dann notwendig gleich Beide neu zu ersetzen.

Schuhe sind beim Springen ebenso tabu wie spitze oder harte Gegenstände. Halten Sie sich mit Brennkörpern, wie Zigaretten, Kerzen oder Feuerwerkskörpern vom Trampolin fern. Vorsicht auch beim Grillen: Die fliegenden Funken hinterlassen winzig kleine Brandlöcher auf der Matte. Kleinere Löcher sind in der Regel unbedeutend. Größere Schäden in der Sprungmatte oder in der Randabdeckung können sich aber durchaus ausweiten, diese Teile müssen dann ersetzt werden.

Zudem sollten Sie darauf achten, dass keine Personen auf der Randabdeckung sitzen während gesprungen wird. Sind die Federn in Bewegung, und wird der Federnschutz mit Gewicht belastet, reiben sich die Federn an ihrer Abdeckung und beschädigen diese.

Das Trampolin ist keine Ablagefläche für schwere Gerätschaften aus dem Haus- und Gartenbereich. Wie bereits im vorausgehenden Abschnitt erwähnt, sind Federn und Matte nicht für eine dauerhafte schwere Belastung konstruiert, sondern für eine punktuelle Sprungbelastung.

Unfallrisiko

Eine der am häufigsten gestellten Fragen vor dem Kauf eines Gartentrampolins, ist die nach dem Unfallrisiko. Dabei spielen sicherlich gewonnene Eindrücke von Übertragungen diverser Trampolin-Wettkämpfe im Fernsehen oder Live-Veranstaltungen der Profi-Springer eine erhebliche Rolle. Die für den Laien gewagten und extrem hohen Sprünge haben sich auf Dauer eingeprägt und geben erst einmal Anlass zur Verunsicherung. Doch beachten Sie, dass zum einen die Profi-Springer erst nach jahrelangem Training Ihre Künste der Öffentlichkeit vorführen, und zum anderen die Wettkampftrampoline für die „Meister der Lüfte" konstruiert und somit mit den Freizeitsportgeräten nicht vergleichbar sind. So ist beispielsweise die Rahmenhöhe eines Grand Master Wettkampftrampolins gute 10 cm höher als die des Garten-Jumpers, die Gesamtfläche des rechteckigen Gerätes beträgt über 15 qm und das Gesamtgewicht stolze 4,5 Zentner.

Das Unfallrisiko beim Trampolinspringen im heimischen Grün ist wesentlich geringer als beim Rad- oder Skifahren. Generell gilt: Bei zu kühnen und komplizierten Sprüngen, bei übertriebenem Ehrgeiz, und, nicht zu vergessen, bei gesundheitlichen Beschwerden wie Herz-

Kreislauf-Problemen oder bestehenden orthopädischen Schäden, kann es zu Fehlverhalten und folglich zu Verletzungen kommen.

Die Sicherheitshinweise sind in jedem Fall zu beachten. Es sollten nicht mehrere Personen gleichzeitig auf dem Trampolin springen. Hierbei besteht die Gefahr andere Springer durch unsicheres Verhalten oder Selbstüberschätzung zu verletzen. Kinder sollten immer unter Aufsicht springen. Gerade bei Kleinkindern empfiehlt es sich in der Anfangsphase mit auf das Trampolin zu gehen um Hilfestellung zu leisten. Für die Minis ist die Montage eines Sicherheitsnetzes sicherlich eine große Hilfe. Durch dieses Netz werden die Kids immer an die Grenzen des Sprungtuches, und damit auch an ihre eigenen erinnert. Sollten Ihre Sprünge sie dann doch einmal weiter davontragen als geplant, werden sie von dem Netz sicher aufgefangen. Ein weiterer Vorteil: Sie, als Erwachsene, können unbesorgt auch einmal einen Moment wegsehen – müssen also nicht permanent vor dem Trampolin Stellung beziehen.

Auch größere und erfahrungsgemäß mutigere Springer, sollten sich langsam an das elastische Sprungtuch gewöhnen. Denn im Vergleich zu den kleinen Reboundern mit einem Durchmesser von zirka 1 Meter, werden sie überrascht sein, wie hoch hinaus das große Trampolin die Springer bei entsprechendem Krafteinsatz hinaus schwingen kann.

Vorsicht: Springen Sie niemals von einem höher gelegenen Ort, wie einem Balkon, einem Fenster oder einem

Dachvorsprung auf das Trampolin. In diesem Fall kommen Sie nicht nur in einem untypischen Winkel sondern zudem noch mit einem mehrfachen Ihres Körpergewichts auf der Sprungmatte auf. Dies hat zur Folge, dass Sie enorm von der Matte in die Luft katapultiert werden. Diese Wirkung können Sie nicht mehr kontrollieren. Gerade bei diesem tollkühnen Experiment sind schon viele Unfälle passiert. In einem Fall versuchten drei Mädchen im Alter von zehn bis zwölf Jahren von einem Garagendach auf das Trampolin zu springen. Eines der Mädchen kam um den Bruchteil einer Sekunde später in Kontakt mit der Matte ihre Freundinnen. In diesem Moment war die Matte aber durch das gewaltige Sprunggewicht der bereits aufgekommenen Springerinnen völlig gespannt. Die letzte Springerin landete also nicht auf einer elastischen, sondern auf einer bretthartenMatte. Die Folge: Oberschenkelbruch.

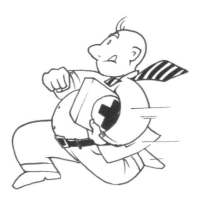

Tipp: Stellen Sie mit Ihren Kindern gemeinsam Trampolin-Regeln auf, sowohl was das Sprungverhalten wie auch das Teilen des beliebten Sportgerätes betrifft. Führen Sie Ihren Familienmitgliedern und auch Bekannten deutlich vor Augen, dass eine Missachtung dieser Regeln zum sofortigen Sprung-Entzug führt. Sie werden sehen: Ihre Regeln werden gerne beachtet, denn zu groß ist das Vergnügen auf dem Federntuch, als das man darauf verzichten möchte!

V. Nur fliegen ist schöner

Unsere ersten Sprünge auf dem Gartentrampolin

Die Darstellung der nachstehenden Sprünge folgt in ihrer Exaktheit der Sprungbeschreibung für Vereins- und Wettkampfspringer. Wenn auch beim Springen auf dem Freizeittrampolin kein Wettkampfrichter zugegen ist, um die Genauigkeit der Sprünge zu beobachten, sollten Sie gerade den Hinweisen zur Körperhaltung doch Aufmerksamkeit schenken. Denn die richtige Haltung sorgt dafür, dass Sie Ihre Sprünge und Landungen sicher ausführen.

Grundsätzlich gilt: Während der Phasen des Absprungs und der Landung sollten die Beine hüftbreit geöffnet sein. „Diese Beinstellung erhöht die Sprung- und Standsicherheit" (20). Während Sie in der Luft sind, werden die Beine geschlossen und die Knie- und Fußgelenke gestreckt. Versuchen Sie mit den Fußballen zuerst auf der Matte aufzukommen und wieder auf der Absprungstelle zu landen.

Hier noch ein kleiner Hinweis für weibliche Springer: Es ist völlig normal, dass Mädchen und Frauen nach einigen Minuten plötzlich Harndrang empfinden. Dies liegt daran, dass sich beim Springen die Gebärmutter ein wenig senkt.

Wippen
Das Training beginnt mit dem Wippen, um Springer und Sprungtuch erst einmal in Schwung zu bringen. Beim

Wippen halten die Füße den Kontakt zur Sprungmatte. Die Arme schwingen beidseitig leicht mit. Nachdem Sie sich mit vorsichtigen Schritten und durch leichtes Schwingen mit der beweglichen Matte vertraut gemacht haben, können Sie Ihre ersten Sprünge wagen.

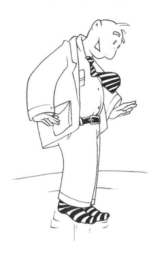

Federn/ Hüpfen

Beim Federn wie auch bei kleinen Hüpfern haben die Fußsohlen fast durchgehend Kontakt mit dem Sprungtuch. Wie beim Wippen sind die Beine hüftbreit geöffnet. Bauch und Po sind angespannt, und in „Hüft- und Kniegelenken darf keine Beugung vorhanden sein, damit sich der Kraftimpuls des Tuches auf den Körper überträgt" (21).

Standsprung

Dieser Sprung gehört neben dem Hocksprung, dem Grätschwinkelsprung und dem Bücksprung zu den Grundsprüngen. Benannt wurden diese Sprünge nach der Körperhaltung, die der Springer während der Flugphase einnimmt.

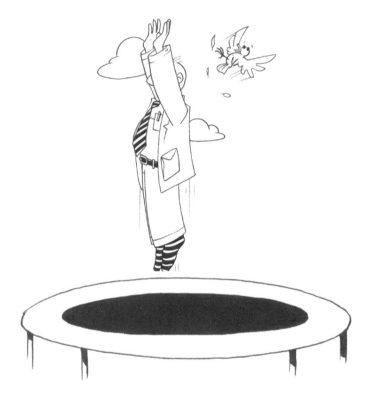

Der Stand- oder auch Strecksprung ist, gerade wenn man hoch hinaus will, der wichtigste Sprung im Trampolinsport. Nach dem einleitenden Wippen drückt man sich kräftig vom Tuch ab und springt gerade in die Luft.

Dabei ist der Oberköper aufrecht. Die Arme bewegen sich nach oben und stellen in maximaler Sprunghöhe eine Verlängerung des Körpers dar. Gleich nach dem Absprung werden die Beine geschlossen und die Knie gestreckt. Erst kurz vor der Landung gehen Knie und Beine wieder in ihre Ausgangsposition zurück: Beine hüftbreit geöffnet und Knie leicht gebeugt. Wichtig hierbei: Versuchen Sie, wie auch beim Wippen, mit den Fußballen zuerst auf der Matte aufzukommen und wieder auf der Absprungstelle zu landen. Während des gesamten Sprungs, also auch während der Phase der Schwerelosigkeit, sollten Bauch, Beine, Po, Füße und Arme angespannt sein.

Der Hocksprung
Der Hocksprung wird ähnlich wie der Strecksprung ausgeführt. Die Arme gehen hierbei erst nach oben, werden dann aber nach vorne gestreckt und bewegen sich zu den Beinen hin. Beim höchsten Punkt in der Luft angekommen, werden die Beine zur Hocke angezogen und mit den beiden Händen unterhalb der Knie umfasst. Bitte achten Sie beim Hocksprung darauf, dass die Hockposition nicht zu früh eingenommen wird. Ein frühzeitiges Anziehen der Knie kann dazu führen, dass „eine minimale Rückwärtsdrehung eingeleitet wird und der Aktive nach dem Herausstrecken aus der Hockposition in Rücklage gerät. (…) Die Landung erfolgt dann in Rücklage oder im Hohlkreuz und kann beim Nachsprung im Sitzen in der Rückenlage (Gefahr der Wirbelsäulenstauchung!) (…) enden" (22).

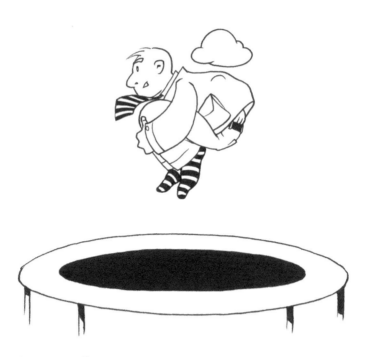

Sprünge für Könner

An die folgenden Sprünge sollten Sie sich nur wagen, wenn Sie die Grundsprünge bereits gut beherrschen und sich wirklich sicher auf dem Trampolin fühlen. Bitte turnen Sie Ihren Kindern keine Kunststückchen vor, sie könnten sich zum Nachahmen animiert fühlen. Die meisten Sprünge sehen ziemlich „easy" aus, sind es aber nicht. Sie verlangen alle einen sicheren Umgang mit der elastischen Matte und eine kontrollierte Körperhaltung.

Es werden hier nur einige der zahlreichen Sprünge, die gerade im Profisport eine große Rolle spielen, vorgestellt. Denn nicht alle Sprünge, die für ein Wettkampftrampolin geeignet sind, lassen sich gefahrlos auf dem Freizeittrampolin ausführen. Bitte seien Sie nicht zu übermütig: Tasten Sie sich Sprung für Sprung an Ihr Limit heran.

Grätschwinkelsprung
Der Grätschwinkelsprung wird ähnlich dem Hocksprung ausgeführt, mit dem Unterschied, dass am höchsten Punkt in der Luft angekommen, die Beine nicht zur Hocke angezogen, sondern nach vorne gegrätscht werden. Korrekt ausgeführt werden die Beine mindestens zu 90 Grad gegrätscht. Die Beine befinden sich parallel zum Sprungtuch, der Oberkörper und die Arme neigen sich zu den entgegen kommenden Beinen und Füßen. Die Hände berühren den Fußrücken. Um das Gleichgewicht zu halten, muss bei diesem Sprung, stärker als beim Hocksprung, der Rumpf nach vorne gebeugt werden.

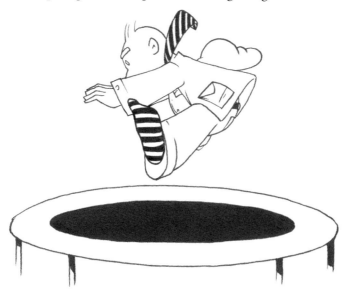

Bücksprung
Dieser Sprung wird bis auf die Beinhaltung wie der Grätschwinkelsprung ausgeführt. Die Beine werden nicht gegrätscht sondern geschlossen nach vorne, parallel zur Matte, angehoben und gestreckt. Der Oberkörper „bückt" sich, ebenso wie die gestreckten Arme, zu den entgegen kommenden Beinen und Füßen. Am höchsten Punkt berühren die Hände die Fußrücken.

Der Bücksprung ist etwas schwieriger als der Grätschsprung, da die Beine in der Luft geschlossen sind, zur sicheren Landung aber wieder geöffnet werden müssen.

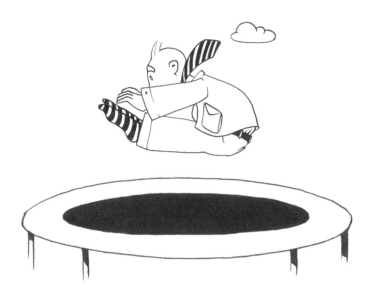

Sitzsprung
Der Sitzsprung ist nach der Art der Landung bezeichnet. Dieser erfolgt nicht im Stand, sondern im Sitzen. Wie beim Strecksprung drückt sich der Springer gerade von

der Sprungmatte nach oben. Hüfte und Beine werden bereits während der Aufwärtsbewegung nach vorne gebracht. Erst kurz vor der Landung werden die Beine nach vorne in Sitzposition gestreckt. Bei der Landung berühren Gesäß, Beine und Hände gleichzeitig das Sprungtuch. Die Hände setzen einige Zentimeter hinter dem Gesäß auf und drücken in die Matte. Die Fingerspitzen zeigen hierbei nach vorne, die Ellenbogen sind leicht gebeugt.

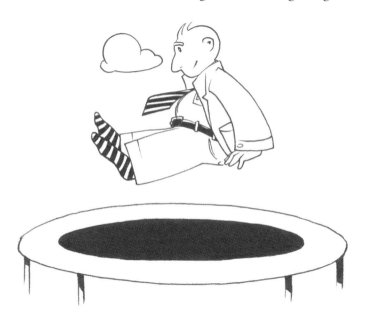

½ Fußschraube

Jetzt wird es schon etwas gewagter. Unsere erste Drehung steht auf dem Sprungprogramm. Als Fußschrauben werden Strecksprünge um die Körperlängsachse bezeichnet. Dabei haben Sie die Möglichkeit sich links oder rechts herum zu drehen – ganz wie es für Sie am angenehmsten ist. Drücken Sie sich wie beim Strecksprung mit den Füßen von der Sprungmatte ab, und leiten Sie dann gleich die Drehung ein. Der Körper ist aufrecht, die Beine werden geschlossen gestreckt, die Arme stellen eine Verlängerung des Körpers dar und sind in Körperverlängerung gestreckt. „Je nach Stärke des Schraubimpulses beim Absprung wird eine halbe oder eine ganze Schraube geturnt" (23).

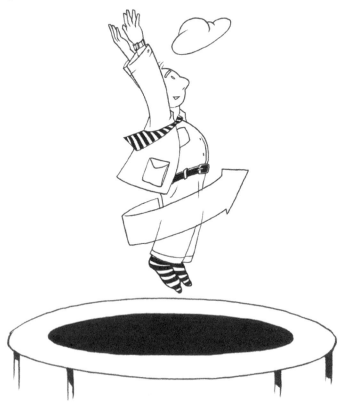

Salti

Mit dem Salto wagen Sie sich an den Traum eines jeden Amateurspringers heran. Doch **Vorsicht**: Der Purzelbaum in der Luft ist längst nicht so einfach wie er aussieht! Sie sollten sich grundsätzlich erst an die Salti heranwagen, wenn Sie den Stand- und Hocksprung sicher ausführen können. Falsch durchgeführte Salti können schwerste Wirbelsäulenverletzungen hervorrufen!

Für die Profis gilt: Nur Salti, die mit mindestens ¾ Saltodrehungen gesprungen werden, sind richtige Salti. Sie können mit verschiedenen Landungsarten kombiniert, in gestreckter, gebückter oder gehockter Haltung gesprungen werden. Bei den nachfolgend vorgestellten Salti handelt es sich nur um Salti in gehockter Haltung. Diese sind am einfachsten zu erlernen und für den Freizeitgebrauch ausreichend.

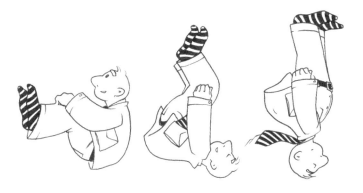

Salto vorwärts

Neu beim Salto ist, dass Sie sich bei diesem Sprung das erste Mal über den Kopf drehen: Diese Körperlage ist „ungewohnt und mit Orientierungsschwierigkeiten verbunden" (24). Turnen Sie zur Eingewöhnung einige Purzelbäume vorwärts - so gewöhnen Sie sich ein wenig an die Überkopf-Bewegung. Gleich nach dem Absprung beugt sich der Körper ein wenig nach vorne. Beim Absprung ist der Körper gestreckt, die Fersen gehen nach hinten, die Arme sind in Verlängerung zum Körper. Kurz vor der maximalen Höhe werden die Arme nach vorne heruntergenommen und die Beine angehockt. Ist die Hocke erreicht, umfassen die Hände das Schienbein unter den Knien. Die Rolle vorwärts wird in der Luft geturnt. Achten Sie auf die Kopfhaltung: Dieser bleibt in Verlängerung des Oberkörpers und neigt sich leicht zur Brust. Bereits kurz vor der Überkopf-Bewegung kommen Sie langsam wieder in die gestreckte Körperhaltung zurück, die Füße zeigen nach oben. Eine 90 Grad-Drehung erfolgt. Sie landen mit gestreckten Beinen.

Salto rückwärts
Wie beim Salto vorwärts sollten Sie sich auch hier mit einigen Purzelbäumen – diesmal allerdings rückwärts – warm turnen. Gleich nach dem Absprung beugen sich Beine und Hüfte nach vorne. Der Köper wird aufrecht gehalten, die Arme sind in Verlängerung zum Körper. Kurz vor der maximalen Höhe werden die Arme nach vorne heruntergenommen und die Beine angehockt. Ist die Hocke erreicht, umfassen die Hände das Schienbein unter den Knien. Die Rolle rückwärts wird in der Luft geturnt. Achten Sie auf die Kopfhaltung: Dieser bleibt in Verlängerung des Oberkörpers und neigt sich leicht zur Brust. Bereits kurz vor der Überkopf-Bewegung kommen Sie langsam wieder in die gestreckte Körperhaltung zu-

rück, die Füße zeigen nach oben. Eine 90 Grad-Drehung erfolgt. Sie landen mit gestreckten Beinen.

Relaxen auf dem Gartentrampolin

Gönnen Sie sich zwischen Ihren Höhenflügen auch mal eine Pause – und warum dazu nicht die gemütliche, weiche Sprungmatte nutzen!

Sie werden es nicht glauben, aber auch ein paar kleine Schwinger auf dem Trampolin können eine sehr entspannende Wirkung haben. Stellen Sie sich in die Mitte der Sprungmatte, suchen Sie im festen Stand Ihr Gleichgewicht und schließen Sie die Augen. Geben Sie sich dem leichten Schwingen der Matte hin und genießen Sie einfach für eine Weile bewusst das Zwitschern der Vögel oder das Rauschen der Blätter. Achten Sie auf eine wirklich entspannte Körperhaltung: Stellen Sie sich hüftbreit, lassen Sie die Arme hängen und neigen Sie den Kopf ein wenig zur Brust.

Wenn Ihr Körper mehr Sehnsucht nach Ruhe verspürt, dann legen Sie sich mit dem Rücken auf das Sprungtuch. Genießen Sie, mit dem Blick zum Himmel oder mit geschlossenen Augen, die angenehme weiche Unterlage und lassen Sie einfach mal die Seele baumeln. Die Bauchlage ist zur Entspannung auf einem elastischen Untergrund nicht zu empfehlen, da die „Wirbelsäule, entgegen Ihrer natürlichen Beweglichkeit gedehnt" (25) wird.

Lust auf eine Massage? Auf dem Trampolin kein Problem! Rollen Sie sich seitlich über das Sprungtuch

(Baumstammrollen). Die Matte passt sich automatisch bei jeder Bewegung dem Druck Ihres Eigengewichtes an und massiert so leicht Ihren Körper. Wenn Sie nicht alleine relaxen, so können Sie sich gegenseitig etwas Gutes tun, indem einer entspannt auf dem Trampolin liegt und sich durch das sanfte Wippen des Partners ein wenig in Schwingung bringen lässt. Oder lassen Sie sich von dem sanften Gegendruck beispielsweise eines weichen, großen Balles massieren. Hierbei können ruhig mehrere Personen auf dem Trampolin liegen. Abwechselnd rollt einer der Anwesenden den Ball über die relaxten Körper – immer im Blickkontakt mit den Ruhenden, um sicher zu stellen, dass die Ballbewegungen für die Empfänger auch wirklich angenehm sind. Oder aber Sie positionieren je einen Tennisball rechts und einen links von der Wirbelsäule und lassen sich in kleinen Bewegungen darüber rollen. Damit erreichen Sie einen ähnlichen Effekt wie bei einer Shiatsu-Massage. Im Grunde können Sie zur Entspannung alles tun, was Ihnen gut tut.

Für Kinder ein besonderes Highlight: Übernachten auf dem Gartentrampolin. Mit einem eigens für diese Trampoline konstruierten Zelt, avanciert das Sprunggerät in wenigen Minuten zum geräumigen Wigwam (siehe Bezugsquellen). Je nach Größe können zwei bis vier müde Krieger zur Nachtruhe antreten. Wie beim Camping auch, sollten Sie aber unbedingt für eine warme Unterlage sorgen.

Tagsüber, wenn die Kinder gerade nicht im Haus sind, ist das Trampolin auch eine hervorragende Alternative zum Liegestuhl! Machen Sie es sich einfach gemütlich, lesen Sie ein Buch oder träumen Sie sich in die Wolken… und wenn Sie dann genug entspannt haben, spricht nichts gegen einen aufmunternden Ausflug in die Lüfte um Ihren Träumen ein klein wenig näher zu kommen…

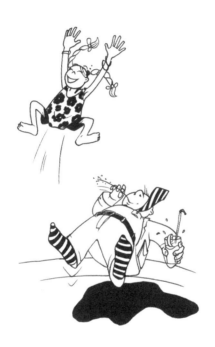

Spiele auf dem Gartentrampolin

Das Trampolin in Ihrem Garten wird immer ein Anziehungspunkt nicht nur für die eigene Familie, sondern auch für Freunde und Nachbarn sein. In erster Linie wird es natürlich zum Springen und Toben benutzt, doch ein paar pfiffige Ideen machen das Sportgerät auch zu einem hervorragenden Spielgerät.

Ballspiele
Wenn große Sprünge ausgeführt werden, sollten sich nicht mehr wie ein Springer auf dem Trampolin befinden. Ausnahmen bestätigen aber auch hier die Regel. So ist es z.B. ungefährlich, wenn zwei oder drei Kinder auf dem Trampolin hüpfen oder wippen und sich einen Softball zuwerfen. Hierbei steht nicht die Sprunghöhe oder das Können im Vordergrund, sondern das Werfen und Fangen des Balles. Der Reiz dieses Spieles liegt darin, dass sich sowohl Springer als auch der Ball immer in völlig unterschiedlichen Höhen befinden. Dies macht nicht nur Spaß, sondern ist auch für die Kinder eine sportliche Herausforderung!

Was tun, wenn der Garten einmal wieder voll mit sprungbegeisterten Kids ist und alle auf das Trampolin wollen? Ganz einfach: Der Beste wird am längsten springen! Je nachdem wie groß Ihr Trampolin ist, können drei bis vier Kinder auf dem Trampolin hüpfen. Die umstehenden Kinder versuchen mit einem Softball (bitte kein harter Ball!!!) die Springer abzuwerfen. Wurde ein Springer vom Ball berührt, wird er ausgetauscht: Er muss runter vom Sprungtuch und wird selber zum Werfer, der glückliche Werfer darf auf das Trampolin. Die Herausforderung schneller als der Ball zu sein, macht Riesenspaß. Auch bei diesem Spiel lernen die Kinder dazu. Zum einen wird ihr soziales Bewusstsein auf eine harte Probe gestellt, denn eigentlich wollen ja alle sofort springen, müssen sich aber den Spielregeln anpassen und auch mal in die Rolle des Werfers schlüpfen. Zum anderen ist Konzentration und Geschicklichkeit auf dem Sprungtuch gefragt – schließlich geht es darum dem Ball auszuweichen und somit die aktive Sprungzeit zu erhöhen. Natürlich ist hier eine Steigerung möglich: An heißen Tagen bringen mit etwas Wasser gefüllte Luftballons eine willkommene Abkühlung. Und für die ganz abgehärteten wird der Ball im Winter durch Schneebälle ersetzt.

Spiele für heiße Tage
Im Sommer tut Abkühlung gut! Ein Springer springt mit einem aufgespannten Regenschirm auf dem Trampolin, während die Umstehenden ihn mit Wasser gefüllten Luftballons oder mit nassen Schwämmen bewerfen. Mit dem Schirm muss der Springer versuchen sich gegen die nassen Angriffe zu verteidigen. Dies wird natürlich umso schwieriger und lustiger, je mehr Werfer bei dieser Wassergaudi dabei sind. Immer wieder abwechseln!!!

Der Sommerspaß, wenn es zum Springen einfach zu heiß ist: Stellen Sie doch einmal einen Rasensprenger unter das Trampolin! Badehose anziehen und los geht`s! Da auf der nassen Matte große Sprünge schwer möglich sind, können sich ruhig mehrere Springer „im Regen" springen.

Natürlich macht es auch auf dem Trampolin Spaß, mit einem Wasserschlauch abgespritzt zu werden. Ähnlich wie bei den Abwerfspielen kommt es bei diesem Spiel darauf an, dem kühlen Nass auszuweichen.

Hüpfspiele

Ein Springer ist von Kopf bis Fuß warm angezogen (außer Schuhen): Strümpfe, Hose, T-Shirt, Hemd, Jacke, Schal, Mütze oder Hut, Handschuhe - je mehr, desto besser. Nun muss er sich während des Springens bis auf die Badehose ausziehen. Die lustigen Verrenkungen beim gleichzeitigen Hüpfen und Entkleiden sind einfach zu komisch. Vergessen Sie auf keinen Fall den Fotoapparat!

Ein Spieler sitzt in einem Gummireifen (LKW-Schlauch) und hält sich an diesem fest. Dann lässt er sich durch die Sprünge einen Springers mit dem Reifen in die Höhe schwingen. Dieses Spiel ist auch ohne den Gummireifen machbar, z.B. die „schwebende Jungfrau": Dabei liegt ein Spieler ganz gerade und auf dem Trampolin, der Körper, alle Muskeln sind fest angespannt. Er ist praktisch steif wie ein Brett. Dann wird er von einem Springer in die Höhe gepusht. Hierbei kommt es vor allem auf die Technik des Springers an. Oftmals genügt schon ein gelungener Sprung und die „Jungfrau" schwebt…

Der Fantasie Ihrer Kinder sind beim kreativen Spiel auf dem Trampolin kaum Grenzen gesetzt. Immer jedoch sollten die Kinder, und auch Sie als Aufsichtsperson, die Sicherheits-hinweise genau beachten und gegebenenfalls eingreifen. So ist unbedingt darauf zu achten, dass keine harten Gegenstände als Spielutensilien verwendet werden. Dies um das Trampolin nicht zu beschädigen und um Unfälle zu vermeiden.

VI. Wissenswertes über den Trampolinsport

Geschichte des Trampolins

Der Traum völlig schwerelos durch die Wolken zu gleiten, ist wohl so alt wie die Menschheit selbst. Und mal Hand auf`s Herz: Wer hatte noch nie den Wunsch einfach mal so abzuheben, in die Leichtigkeit des Seins zu entschwinden? Schon die alten Griechen beschäftigten sich mit diesem Phänomen. Die wohl bekannteste Sage aus dieser Zeit ist die von Dädalus und seinem Sohn Ikarus. Um seiner Gefangenschaft zu entfliehen benutze Ikarus Federn als Flügel und flog der Sonne entgegen. Den Absturz ins Meer überlebte er nicht. Leonardo da Vinci beobachtete zu Beginn des 16ten Jahrhunderts auf das Genaueste Vögel und Fledermäuse, um dem Geheimnis des Fliegens auf die Spur zu kommen. Er jedoch scheiterte mit seinem ehrgeizigen Versuch die Lüfte zu erobern ebenso wie der Vater der Flugmaschinen, Otto Lilienthal. Dieser stürzte im Jahre 1896 bei einem Probeflug aus nur 15 Metern in den Tod.

Heutzutage machen wir uns um das Fliegen mit Flugzeugen, Paraglidern oder ähnlichen Luftmaschinen kaum mehr Gedanken. Die rasante technische Entwicklung hat schon längst die Weiten des Himmels erobert. Doch die Sehnsucht nach der schier unerreichbaren Schwerelosigkeit des eigenen Körpers bleibt.

Die Geschichte des Trampolins reicht zurück bis ins Mittelalter. Damals gelang es einem findigen Artisten namens du Trampoline mittels Tierhäuten ein Gerät zu konstruieren, das erste menschliche Höhenflüge wahr werden ließ – das Trampolin war geboren.

1928 entwickelte der amerikanische Sportlehrer und begeisterte Wasserspringer George Nissen, inspiriert von Zirkusartisten, die ein Netz zum Absprung für Saltos benutzten, das erste Sprunggerät der „Neuzeit". Getreu der amerikanischen Tradition herausragender Erfindungen, verarbeitete der Bill Gates der Trampoline in der Garage seiner Eltern und mit Hilfe von Freunden ausrangierte Eisenteile des örtlichen Schrottplatzes zu einem rechteckigen Rahmen. Ein Segeltuch wurde als Sprungmatte eingesetzt. An american dream! Nissen verbesserte in den folgenden Jahren dieses ursprüngliche Absprunggerät. 1937 brachte er das erste Nissen-Trampolin auf den Markt. Während des zweiten Weltkrieges verkaufte Nissen rund 100 Trampoline allein an das amerikanische Militär. Motiviert von der Begeisterung der US-Soldaten wie auch von Kinder, die in Ferienlagern gefallen an dem „joy of jump" fanden, entwickelte er sein Geschäft weiter – wie man weiß mit Erfolg. Vor allem leichter und transportierbar sollten die Sprunggeräte sein. Nur so versprach er sich dauerhafte Gewinne.

Schon bald entdeckte er, dass gewebtes Nylon nicht nur stärker, sondern auch elastischer war, und setzte dieses Material für die Sprungmatte ein. Noch heute wird ein ähnliches Material für die Matten verwendet.

Markenzeichen, sowie auch Firmenlogo der Nissen-Trampoline wurde ein Känguruh. Dies wohl nicht zuletzt wegen eines etwas eigenwilligen Experiments, dessen bildliche Dokumentation damals durch die Weltpresse ging und nicht nur die Herzen begeisterter Sportler höher springen ließ, sondern auch die exotischer Tierarten: Da sprang ein eher schmächtiger Mann im Anzug – nämlich George Nissen – mit einem ebenso großen Känguruh in bislang ungeahnte Höhen. Satte 150 $ kostete ihn das Shooting mit diesem außergewöhnlichen Modell. Zwar hätte er auch ein preisgünstigeres Starlett für diesen gewagten Tandem-Jump engagieren können, doch bei diesem wurde ihm versichert: „Well, the one for 150 $ won`t kick you so hard"*(26).

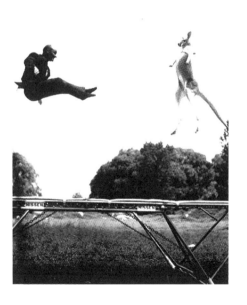

Obwohl das Nissen-Sprunggerät ursprünglich den Zweck erfüllen sollte, wetterunabhängig ein Training für Wasserspringer möglich zu machen, entwickelte sich das Trampolinspringen rasch zu einer eigenen Sportart. 1948 fanden in den USA die ersten nationalen Meisterschaften im Trampolinspringen statt. Und schon bald erfuhr Amerika den ersten Trampolin-Boom: Sogenannte „Jump-Centers" wurden in kürzester Zeit zu der Attraktion in US-Freizeitparks. Für wenige Cents konnten sich die Besucher dem Rausch der Schwerelosigkeit hingeben. Doch dieser Spaß währte nicht lange. In den unbeaufsichtigten Trampolinanlagen passierten immer häufiger Unfälle. Die untrainierten Freizeitjumper überschätzen die gewaltige Wirkung des großen Sprungtuchs. Die Anhäufung von Verletzungen führte letztendlich zur Schließung der Anlagen.

Wenige Jahre später, 1955, eroberte der Sprungsport dann auch Europa und die Schweiz. Unterstützt von George Nissen, der 1957 das erste Lehrbuch mit Regeln und Richtlinien zum Trampolinspringen veröffentlichte, brachte Kurt Braecklein den damals außergewöhnlichen Sport über den großen Teich. Er entwickelte erstmals in Deutschland ein Trampolin als Trainingsgerät für Wassersportler der Sporthochschule in Leipzig. Ebenfalls 1957 war es soweit: Der internationale Turnerbund erklärte Trampolinspringen als eigenständig. Um den Trampolinsport zu mehr Bekanntheit zu verhelfen, rief Nissen ein Jahr später den Nissen-Cup – eine regelmäßige Sprung-Meisterschaft - ins Leben. Dieser Wettkampf wird noch heute jährlich ausgetragen.

In Deutschland wurde der neue Sport vor allen nach sportpädagogischen und –wissenschaftlichen Gesichtspunkten weiterentwickelt. Seit 1960 werden in Deutschland von der Familie Hack Wettkampftrampoline hergestellt (siehe Bezugsquellen). Zeitgleich erschien das erste deutschsprachige Standardwerk zum Trampolinsport. Vier Jahre später fand erstmals eine Trampolin-Weltmeisterschaft statt. Austragungsort war London. Im selben Jahr wurde in Frankfurt der Internationale Trampolinverband (FIT) gegründet. Seitdem messen sich im Zwei-Jahres-Rhythmus die besten der Welt in dieser Disziplin.

Das Jahr 2000 ist ein weiterer Meilenstein in der Geschichte des Sprungsports: Trampolinspringen wird olympische Disziplin und ist bei Olympia in Sydney im selben Jahr erstmals Wettkampfsportart.

Und George Nissen? Rückblickend auf Erfolge und Misserfolge bei der weltweiten Verbreitung des Trampolin-Sports, ist er doch zufrieden und stolz: „When you see hundred of kids jumping on a trampoline, you know that the idea really was worth something"**(27). Danke, George!

- * „Nun, das Känguruh für 150 $ wird dich nicht so feste treten" (Übersetzung des Autors)
- ** „Wenn man hunderten von Kindern beim Springen zusieht, dann weiß man: Es war eine gute Idee!" (Übersetzung des Autors)

Kleine Sprünge auf Reboundern

Sprungbegeisterte, die keinen Garten haben, oder aber aus gesundheitlichen Gründen nicht auf dem Federntuch trainieren sollten, müssen dem Trampolinsport keineswegs ganz und gar entsagen. Denn die Minitrampoline, auch „Rebounder" genannt, passen nicht nur in die kleinste Wohnung, sondern bestimmte Modelle sind durch ihre hohe Elastizität vor allem für ein schonendes Körpertraining bestens geeignet. Wie bei den großen Trampolinen gilt auch hier: Nur hochwertige Geräte gewährleisten ein schonendes und effektives Training.

Mini-Trampoline mit Federn
Der Durchmesser der Mini-Tramps beträgt zwischen 90 cm und 150 cm, die Höhe zwischen 20 cm und 30 cm. Die Matten dieser Trampoline sind meist sehr hart. Das liegt an den relativ kurzen Stahlfedern, ist doch die Länge der Federn ebenso ausschlaggebend für die Elastizität der Sprungmatte wie deren Durchmesser und die Qualität des Stahles. Die Mini-Tramps sind den Gartentrampolinen (beginnend ab einem Gesamtdurchmesser von zirka 2,5 m) vom Material und von der Konstruktion her sehr ähnlich – nur eben kleiner. Es ist im Nu aufgebaut und lässt sich schnell verstauen.

Wie beim großen Trampolin, sollten Sie auch bei seinem kleinen Bruder die Sicherheitshinweise in jedem Fall beachten, zumal wenn Sie etwas höher hinaus wollen. Denn die Sprungmatte hat einen wesentlich geringeren Durchmesser, und somit müssen Sie Ihr Landeziel noch genauer anvisieren. Grosse Sprünge, wie auf dem Garten- oder

Wettkampftrampolin sind bei den Minis nicht möglich. Zum einen sind die Geräte nicht hoch genug. Sie würden beim Landen mit Ihrem um das wesentlich höhere Sprunggewicht mit der elastischen Matte auf den Boden knallen – vorausgesetzt Sie landen auch wieder auf dem kleinen Sprungtuch. Zum anderen haben Sie, wenn Sie das Gerät in der Wohnung nutzen, wenig Sprungfreiheit nach oben. Dynamische Grätsch- oder Sitzsprünge, die Sie auf dem Garten- oder Wettkampftrampolin ausführen können, sind in dieser Weise für das Training auf dem Mini-Trampolin nicht empfehlenswert. Wie bei den großen Sprungsportgeräten gilt aber auch hier: Niemals vom Trampolin herunter springen! Ihre Gelenke werden es Ihnen danken.

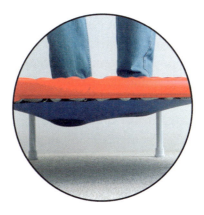

Ein effektives Training ist aber auch schon auf diesen Sprunggeräten möglich. Gewöhnen Sie sich langsam an die elastische Matte und wärmen Sie sich mit einem leichten **Wippen** auf. Gehen Sie im Wechsel leicht auf die Zehenspitzen und lassen Sie sich dann abrollen. Bei dieser

Übung kommt die Bewegung aus dem Fußgelenk. Achten Sie auf eine aufrechte Haltung und verlieren Sie bei der Federung nicht den Kontakt zum Sprungtuch. Die Arme können bei dieser Übung locker mitschwingen. Erst wenn Sie sich sicher fühlen, sollten Sie erste Sprünge wagen. Zum Beispiel Wechselsprünge, die dem **Eislaufen** oder dem Inlineskaten gleichen. Stellen Sie hierbei die Füße hüftbreit auseinander und springen Sie sich locker ein. Wenn Sie sich sicher fühlen, holen Sie mit einem Bein schräg nach hinten aus und lassen Sie parallel dazu Ihre Arme in die gleiche Richtung mitschwingen. Diese Übung abwechselnd ausgeführt bringt nicht nur Ihre Muskeln in Schwung, sondern fördert durch das einseitige Aufkommen auf dem elastischen Tuch auch das Gleichgewicht. Nun sind Sie schon etwas mutiger, denn Sie haben sich an den elastischen Untergrund gewöhnt. Zeit für einen ersten Moment der Schwerelosigkeit. Springen Sie sich wieder mit beiden Beinen locker ein, nach etwas 10 Hüpfern stoßen Sie sich kräftig nach oben ab und ziehen dabei die Beine zur **Hocke** an. Fassen Sie die Knie mit den Händen kurz an, bevor Sie mit gestreckten Beinen landen. Nach ein paar lockeren Zwischensprüngen, wiederholen Sie diese Übung.

Übungen auf dem kleinen Trampolin lassen sich jederzeit und an fast jedem Ort in Ihrem Zuhause ohne große Vorbereitungen durchführen. Springen Sie doch einfach zwischendurch mal ein wenig, damit tun Sie nicht nur Ihrem Körper Gutes, sondern auch Ihrer Seele. Denn immer wieder werden die kleinen Momente der Schwerelosigkeit ein Lächeln in Ihr Gesicht zaubern...probieren Sie es aus!

Mini-Trampoline mit Elastikbändern

Anders als bei den Feder-Trampolinen sind diese Rebounder nicht mit Stahlfedern, sondern mit Elastikbändern bespannt und mit einer hochelastischen Matte versehen. Dadurch unterscheiden sie sich in der Wirkung: Man wird sehr weich abgefedert und landet sanft auf dem Sprungtuch. Diese Soft-Federung erlaubt so auch bei Rücken- oder Gelenkbeschwerden ohne Altersbegrenzung ein Training auf einem Trampolin.

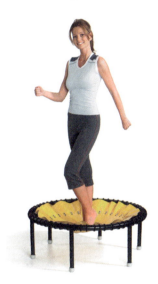

Bei den hochelastischen Trampolinen spricht man vom **Trampolinschwingen** und weniger vom Trampolinspringen. Zu große Sprünge sind schon durch die hohe Elastizität der Sprungmatte und den geringen Abstand zum Boden nicht möglich. Beim gehen auf der Matte kommt man sich ein wenig vor wie ein Storch im Sumpf. Der Trainingseffekt ist durch das beschwerliche walken sehr hoch.

Beim Trampolinschwingen handelt es sich um eine sehr sanfte Form der muskulären Be- und Entlastung. Anders als beim Springen, behalten die Füße fast während der gesamten Trainingszeit den Kontakt mit der Sprungmatte. Nur kleine Bewegungen (leichtes Drehen, Hampelmann) sind während der minimalen Momente der Schwerelosigkeit möglich und dem gelenkschonenden Training dienlich.

Durch diese weniger rasante Beschleunigung und das sanfte Aufkommen auf der Sprungmatte, ist diese Trainingsform auch für Personen mit Rücken-, Gelenk- oder Bandscheibenbeschwerden bestens geeignet. Gerade im Falle der Bandscheibenbelastung „bietet sich mit dem Trampolinschwingen die ideale Trainingsform an. Die Wirbelsäule kann fast nicht unphysiologisch belastet werden, weil sie gewissermaßen zwangsweise senkrecht gehalten werden muss. Der Trainierende würde sonst die Balance verlieren und vom Trampolin fallen"(28).

Auch diese schonende Variante des Trampolinspringens ist ebenso effektiv wie manch andere, den Körper wesentlich belastendere, Trainingsart, und es ist für Menschen aller Altersgruppen gleichermaßen geeignet.

Untersuchungen schwedischer Sportmediziner haben folgende positive gesundheitlichen Auswirkungen des Trampolinschwingens festgestellt:

Anregung des Lymphsystems

Erhöhung der Sauerstoffaufnahme im Gesamtorganismus

Stärkung des Herzens
Beschleunigung des Stoffwechsels
Beschleunigung der Verdauung und Ausscheidung
Muskelbildung
Korrektur von Sehschwächen
Sensibilisierung des Gleichgewichtssinns
Verbesserung der Körperhaltung
Stärkung der Gelenke
Förderung der Flexibilität von Hals, Rücken, Hüfte, Knien und Knöcheln (29)

Mini-Trampolin bedeutet also nicht gleich Mini-Training – ganz im Gegenteil! Auch die Minis garantieren ein effektives Ganzkörpertraining mit großem Erfolg.

Trampolinspringen im Verein

Wenn Ihre Kinder großen Gefallen an den kleinen Höhenflügen gefunden haben und gar nicht mehr davon lassen können, dann gibt es die Möglichkeit diesen Sport mit professioneller Hilfe zu erlernen – im Verein. Die meisten regionalen Sportverbände haben bereits eine Trampolin-Trainingsgruppe in ihr Programm aufgenommen. Fragen Sie doch einfach mal beim örtlichen Turn- oder Sportverein nach. Dort gibt man Ihnen gerne Auskunft über eine Trampolingruppe in Ihrer Nähe.

Das Jahr 2004 war für die deutschen Trampolinathleten bei den Olympischen Spielen in Athen ein Glücksjahr.

Die Deutsche Anna Dogonadze sprang sich in den griechischen Olymp und gewann eine Goldmedaille in der noch recht jungen Olympiadisziplin.

Zirka 20.000 Sportlerinnen und Sportler sind derzeit in Deutschland in einem Turnverein als Trampolinspringer aktiv. Die Leiter dieser Gruppen verfügen alle über eine einheitliche, qualifizierte Ausbildung zum Trampolintrainer nach den Richtlinien des Deutschen Sportbundes.

Für das Trampolinspringen gibt es eigentlich keine Altersbegrenzung. Schon Kleinkinder können unter Aufsicht ein wenig herumhüpfen. In der Regel können Kinder ab dem Schulalter einem Trampolinverein beitreten. Die Turnstunden finden im Breitensport etwa einmal in der Woche für zirka zwei Stunden statt. Nach dem Aufbau der großen Geräte werden mit gymnastischen Übungen erst einmal die müden Glieder zum Leben erweckt. Dann erst wird mit dem eigentlichen Trampolintraining begonnen. Ganz am Anfang steht das Training des Gleichgewichts im Vordergrund. „Das dauert dann schon ein paar Trainingseinheiten", so der Landestrainer des Bayerischen Turnverbandes Markus Thiel. Mit Einfachem über die Sprungmatte Laufen, Wippen oder Hüpfen, gewöhnen sich die Teilnehmer langsam an die elastische Sprungmatte. Im weiteren Verlauf wird den Kindern dann die sogenannte Grundschule des Trampolinturnens näher gebracht: Darunter versteht man Grundsprünge wie den Hock-, Grätschwinkel- und Bücksprung und Grundlandearten wie Sitz-, Bauch- und Rückensprung sowie erste Drehungen. Nach zirka sechs bis zwölf Monaten, je nachdem wie regelmäßig das Training besucht wird, werden dann schwierigere Sprünge wie beispielsweise Salti geübt.

Für die kleinsten Vereinsspringer steht am Anfang der Spaßfaktor im Vordergrund. Der federnde Untergrund, sowie das Sich-fallen-lassen-können, ohne sich zu verletzen, macht den Junioren einen Riesenspaß. Die älteren Teilnehmer finden dann im Verlauf des Trainings immer mehr Gefallen an dem Zustand der Schwerelosigkeit, dem Gefühl zu fliegen, sich in der Luft zu drehen.

Zwar werden auch im Breitensport schon kleinere Wettkämpfe und Meisterschaften ausgetragen. Die Vorbereitungen dafür sind aber nicht zu vergleichen mit dem Einsatz im Leistungssport. In der Regel geht der Impuls für einen Übertritt in die Leistungsgruppe vom Trainer aus. Wie in jedem anderen Leistungssport auch, steht dann ein regelmäßiges Training zwei- bis dreimal in der Woche auf dem Programm, ebenso wie diverse Wettkämpfe an den Wochenenden.

„Das Schöne an diesem Sport", so Thiel, „Trampolinspringen ist ein bisschen auch ein Familiensport", denn oftmals folgen die Kinder ihren sprungbegeisterten Eltern schon bald in die Welt der Lüfte nach.

VII: FUßNOTEN

1. Kuhnhardt, Gerd von, Kleiner Aufwand grosse Wirkung, Vivavital Verlag, Köln, 2. Auflage, 1998, S. 38 f.
2. Klemusch, Malte, Bewegungsmangel – eine Zivilisationskrankheit, veröffentlicht unter www.skolamed.de, mit freundlicher Genehmigung von Herrn Malte Klemusch
3. Kanngießer, Anette, Geschichte der Mädchenschulbildung, S. 5, www.gidw-os.nibis.de
4. Zimmer, Renate, Wundermittel mit Breitbandwirkung? Grundlagen der Psychomotorik, entnommen der Homepage www.kindergarten-heute.de
5. Stillsitzen macht dumm, Spiegel Online, www.spiegel.de, 5.Juli 2002
6. Stillsitzen macht dumm, Spiegel Online, www.spiegel.de, 5.Juli 2002
7. Stillsitzen macht dumm, Spiegel Online, www.spiegel.de, 5.Juli 2002
8. Künast, Renate, Übergewicht bei Kindern und Jugendlichen nachdrücklich bekämpfen, BMVEL Information Nr. 37, 13.09.2002
9. Müller, Edda, Übergewicht bei Kindern und Jugendlichen, Hamburger Illustrierte, entnommen der Homepage www.hamburger-illustrierte.de, 15.01.2003
10. Rheker, U.: Spiel und Sport für alle, Meyer und Meyer, Aachen, 1993, S. 139
11. Stäbler. Michael, Bewegung, Spaß und Spiel auf dem Trampolin, Reihe Motorik, Band 17, Verlag Karl Hofmann Schorndorf, 1996, S. 15

12. Stäbler. Michael, Bewegung, Spaß und Spiel auf dem Trampolin, Reihe Motorik, Band 17, Verlag Karl Hofmann Schorndorf, 1996, S. 17
13. Rheker, U.: Spiel und Sport für alle, Meyer und Meyer, Aachen, 1993, S. 129
14. Kuhnhardt, Gerd von, Kleiner Aufwand grosse Wirkung, Vivavital Verlag, Köln, 2. Auflage, 1998, S. 19
15. Reichenbach, Christina, Das Großtrampolin als Medium der Entwicklungsförderung in der Psychomotorik, 2003, Trampolin als Therapiegerät – Seitensprünge 2003 an der Uni Dortmund, S. 2, entnommen der Homepage
16. Stäbler. Michael, Bewegung, Spaß und Spiel auf dem Trampolin, Reihe Motorik, Band 17, Verlag Karl Hofmann Schorndorf, 1996, S. 18
17. Müller, Albert, Therapeutisches Trampolinspringen, Verlag Modernes Lernen, Dortmund, 2002, S. 41, Zitat entnommen Kapustin, P. (1992): Bewegung, Spiel und Sport für geistig behinderte Erwachsene, Problemstellungen, Zielfelder, Arbeitsthesen. In: Kapustin, P. u. Ebert, N. u. Scheid, V.: Sport für Erwachsene mit geistiger Behinderung, Meyer & Meyer, Aachen
18. Stäbler. Michael, Bewegung, Spaß und Spiel auf dem Trampolin, Reihe Motorik, Band 17, Verlag Karl Hofmann Schorndorf, 1996, S. 20
19. Christlieb, Dorothée, Meyer, Marcel, Keuning, Nicola, Trampolin- Schwerelosigkeit leicht gemacht, Meyer & Meyer Verlag, 1999, S. 43
20. Stäbler. Michael, Bewegung, Spaß und Spiel auf dem Trampolin, Reihe Motorik, Band 17, Verlag Karl Hofmann Schorndorf, 1996, S. 54
21. Stäbler. Michael, Bewegung, Spaß und Spiel auf dem Tram-

polin, Reihe Motorik, Band 17, Verlag Karl Hofmann Schorndorf, 1996, S. 55
22. Christlieb, Dorothée, Meyer, Marcel, Keuning, Nicola, Trampolin- Schwerelosigkeit leicht gemacht, Meyer & Meyer Verlag, 1999, S. 78
23. Christlieb, Dorothée, Meyer, Marcel, Keuning, Nicola, Trampolin- Schwerelosigkeit leicht gemacht, Meyer & Meyer Verlag, 1999, S. 85
24. Christlieb, Dorothée, Meyer, Marcel, Keuning, Nicola, Trampolin-Schwerelosigkeit leicht gemacht, Meyer & Meyer Verlag, 1999, S. 131
25. Stäbler. Michael, Bewegung, Spaß und Spiel auf dem Trampolin, Reihe Motorik, Band 17, Verlag Karl Hofmann Schorndorf, 1996, S. 110
26. De Wyze, Jeannette, The Man and the Kangaroo, San Diego Reader, 8/13/1998, entnommen der Homepage www.itia-inc.org/TrampEducation/HistoricInformation/Biographies/GerorgeNissen
27. De Wyze, Jeannette, The Man and the Kangaroo, San Diego Reader, 8/13/1998, entnommen der Homepage www.itia-inc.org/TrampEducation/HistoricInformation/Biographies/GerorgeNissen
28. Kuhnhardt, Gerd von, Kleiner Aufwand grosse Wirkung, Vivavital Verlag, Köln, 2. Auflage, 1998, S. 28
29. Kuhnhardt, Gerd von, Kleiner Aufwand grosse Wirkung, Vivavital Verlag, Köln, 2. Auflage, 1998, S. 37

VIII. LITERATUR

Statement von Frau Dr. Ursula Auerswald, Vizepräsidentin der Bundesärztekammer und Präsidentin der Ärztekammer Bremen, Pressekonferenz „Qualitätssiegel Sport pro Gesundheit", entnommen der Homepage der Bundesärztekammer unter www.bundesärztekammer.de

Breithecker, Dieter, Kinder brauchen Bewegung, aus: Das Online-Familienhandbuch (www.familienhandbuch.de) Hrsg. Prof. Dr. Dr. Dr. Wassilios E. Fthenaleis und Dr. Martin R. Textor

Breithecker, Dieter, Schlappe Muskeln – krumme Haltung bei Kindern und was Eltern dagegen tun können, entnommen der Homepage www.familienhandbuch.de

Bundesministerium für Verbraucherschutz, Ernährung und Landwirtschaft (BMVEL), Information Nr. 37 vom 13.09.02, Künast: Übergewicht bei Kindern und Jugendlichen nachdrücklich bekämpfen.

Christlieb, Dorothée, Meyer, Marcel, Keuning, Nicola, Trampolin-Schwerelosigkeit leicht gemacht, Meyer & Meyer Verlag, 1999

De Wyze, Jeannette, The Man and the Kangaroo, San Diego Reader, 8/13/1998, entnommen der Homepage www.itia-inc.org/TrampEducation/HistoricInformation/Biographies/GerorgeNissen

Grillparzer, Marion, Mini-Trampolin, Schlank & fit im Flug, Gräfe und Unzer Verlag GmbH, München, 2004

Hannaford, Carla, Bewegung das Tor zum Lernen, VAK Verlags GmbH Kirchzarten bei Freiburg, 4. Auflage 2001

Jarrett, Philip, Flugzeuge, Die Geschichte der Luftfahrt, Dorling Kindersley Verlag GmbH, München, 2001

Kanngießer, Anette, Geschichte der Mädchenschulbildung, www.gidw-os.nibis.de

Klemusch, Malte, Bewegungsmangel – eine Zivilisationskrankheit, veröffentlicht unter www.skolamed.de

Kuhnhardt, Gerd von, Keine Zeit und trotzdem fit, Moers: Brendow-Verlag, 1999

Kuhnhardt, Gerd von, Kleiner Aufwand grosse Wirkung, Vivavital Verlag, Köln, 2. Auflage, 1998

Kuhnhardt, Gerd von und Marlen, Das Minutentraining, R. Brockhaus Verlag Wuppertal, 2. Auflage 2001

Med.onnet AG, Lernen braucht Bewegung – Kritik an der Pisa-Studie, Teachers News

Müller, Albert, Therapeutisches Trampolinspringen, Verlag Modernes Lernen, Dortmund, 2002

Psychotherapie, Bd.1 (2000), Report: 25. August 2000, entnommen der Homepage www.psychotherapie.de

Reichenbach, Christina, Das Großtrampolin als Medium der Entwicklungsförderung in der Psychomotorik, 2003, Trampolin als Therapiegerät – Seitensprünge 2003 an der Uni Dortmund, entnommen der Homepage www.uni-dortmund.de

Rheker, U.: Spiel und Sport für alle, Meyer und Meyer, Aachen, 1993

Seiler, Spring Dich gesund, *Zeitenschrift* Internetausgabe (www.zeitenschrift.com), Zeitenschrift-Verlag Seiler & Co, CH-6343 Rotkreuz

Dr. W. Settertobulte, Universität Bielefeld, Die Gesundheit von Jugendlichen im internationalen Vergleich, aus der Homepage der Deutschen Gesellschaft für Ernährung e.V. www.dge.de

Stäbler. Michael, Bewegung, Spaß und Spiel auf dem Trampolin, Reihe Motorik, Band 17, Verlag Karl Hofmann Schorndorf, 1996

Stillsitzen macht dumm, Spiegel Online, www.spiegel.de, 5.Juli 2002

Übergewicht bei Kindern und Jugendlichen, Hamburger Illustrierte, entnommen der Homepage www.hamburger-illustrierte.de, 15.01.2003

Von Butler, Dr. med. R, Schwingungen für das Leben..., aus: Klopfzeichen-Internetausgabe www.kpopfzeichen.de, Hrsg.: CF-Selbsthilfe Bundesverband e.V., Nr. 5, 2000, S. 18 ff

Wittke, Michael, Übergewicht bei Kindern, veröffentlicht unter www.fitness.com.de mit freundlicher Genehmigung von foodplaner.de Herrn Michael Wittke

Zimmer, Renate, Wundermittel mit Breitbandwirkung? Grundlagen der Psychomotorik, entnommen der Homepage www.kindergarten-heute.de

IX. Bezugsquellen:

bellicon deutschland GmbH, Hochwertige Rebounder und Mini-Trampoline vom Spezialisten: Frankfurter Str. 243, D-51147 Köln, Tel.: 02203-68800, Fax: 02203-68089
e-Mail: info@bellicon.ag, Internet: www.bellicon.ag

ERHARD SPORT International GmbH & Co. KG, Innovative Sportgeräte in Top-Qualität für Wettkampf, Training, Verein, Kindergarten, Schule oder Therapie, Oberer Kaiserweg 8, 91541 Rothenburg o.d.T., Tel. (0 98 61) 406-0, Fax.: (0 98 61) 406-50, E-Mail: info@erhard-sport.de, Internet: www.erhard-sport.de

Eurotramp-Trampoline Kurt Hack GmbH, Zeller Straße 17/1, 73235 Weilheim-Teck Germany, Tel. -49-(0)7023-9495-0, Fax. -49-(0)7023-9495-10, Internet: www.eurotramp.com
e-mail: eurotramp@eurotramp.com, Herstellung hochwertiger Wettkampftrampoline, Minitramps, Freizeittrampoline (Octotramp, Hobbytramp, Bodentrampoline), stationäre und mobile Trampolinanlagen für den kommerziellen Einsatz.

Jumping Star,® Hochwertige Gartentrampoline, Zubehör, Ersatzteile und Reparaturservice, Am Mühlgraben 7, D - 85435 Erding, Tel.: -49-(0)8122 – 10555, Fax: -49-(0)8122-6009, Internet: www.jumping-star.de, e-mail: info@jumping-star.de

Spiel + Schule, H.u.M. Schorn Ges.m.b.H., Herzog-Odilo-Straße 101, A-5310 Mondsee,
Tel. +43 (0)6232-5552, Fax. +43 (0) 6232-5554, Email: mail@spielundschule.at,
Internet: www.spielundschule.at, Einrichtungen für Kinder, Indoorspielanlagen, Spielplätze, Gymnastik- Spiel- und Therapiematerial für Jung und Alt.

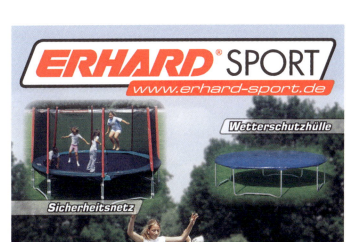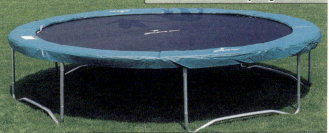

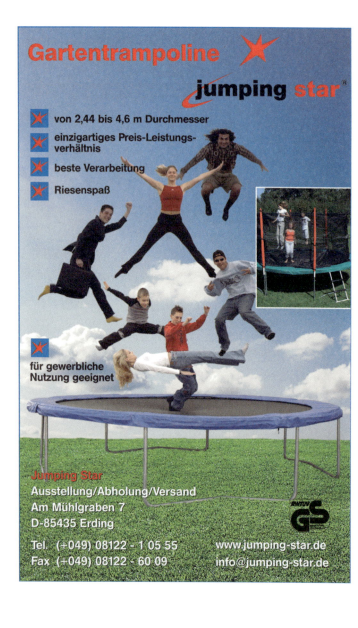

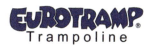

Eurotramp - Lieferant von Olympischen Spielen Welt-, Kontinental- und Nationalen Meisterschaften

Im Freizeitbereich beliefern wir u.a.: Freizeitparks, In- und Outdoorspielplätze, Kindergärten, Jugendeinrichtungen sowie den anspruchsvollen Endverbraucher.

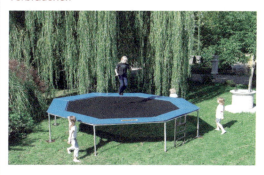

Wir bieten für den Freizeitbereich: Bodentrampoline, Hobbytramp, Octotramp, stationäre und mobile Trampolinanlagen

Sichere Ausrüstung für Ihr Freizeitvergnügen

Erfahrung - Qualität - Innovation

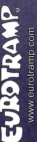

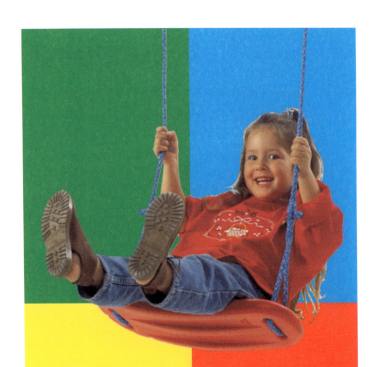

Gymnastik-
Therapie-
und Spielmaterial
für Jung und Alt

Einrichtungen
für Kinder
Indoorspielanlagen
Spielplätze

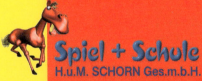

Spiel + Schule
H.u.M. SCHORN Ges.m.b.H.

A-5310 Mondsee • Herzog-Odilo-Str.101 • Tel.+43/(0)6232/5552 • Fax (0)6232/5554
E-mail: mail@spielundschule.at • www.spielundschule.at